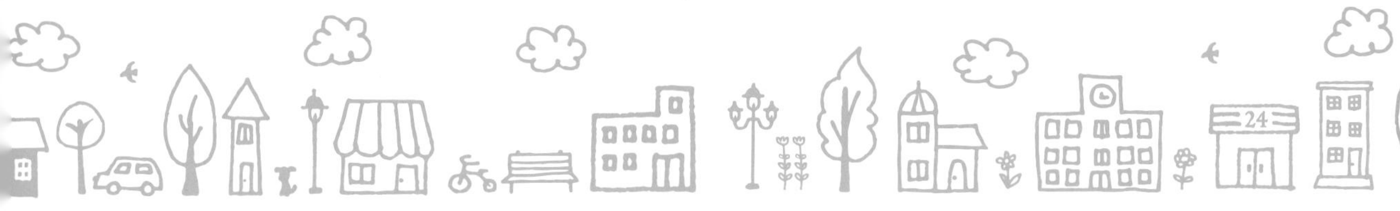

APPENDIX 活用できるツール 90

巻末付録

<表紙・本文イラスト>絵仕事界屋 中山昭

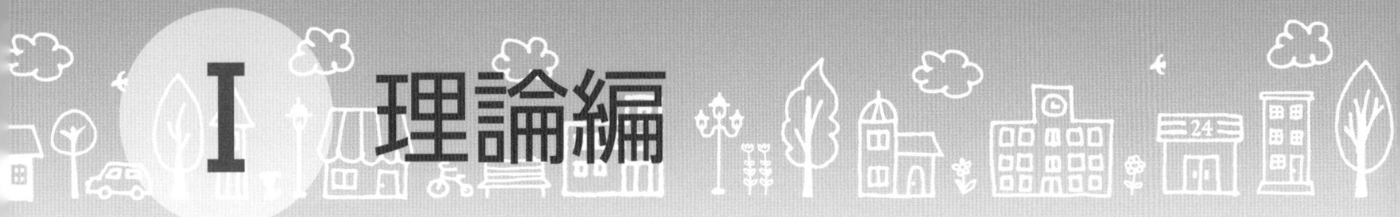

I 理論編

1　地域診断とは

1）地域を知ること

地域包括支援センターの活動の対象は地域に住む高齢者です．高齢者と一口に言っても，一人ひとり違っています．住んでいる地域によってもその暮らしは違ってきます．例えば，都市部であれば移動には公共交通機関を使うことが多くなるでしょうし，地方では車がないと移動ができないということもあるでしょう．介護が必要になった場合，どのような介護サービスを導入するのかはその地域にどういうサービスの事業所があるのかによっても変わってきます．一般的に都市部は介護サービスの種類も豊富ですが，地方は介護サービスの選択肢が少なかったり，やっていないサービスがあったりということがあるかもしれません．日々の買い物にしても，どのようなお店がどこにあるのかによって行動範囲も変わってくるでしょう．

このように，人びとの暮らしはそれぞれ住んでいる地域特性に大きく影響を受けます．また，交通機関やお店といった環境や物質的なものだけではなく，その地域の成り立ちや文化などにも暮らしは左右されます．その地域で大切にされていること，風習や習慣，お祭りなどもあるかもしれません．その地域に根付いた暮らしをしているほど，良くも悪くも地域特性に応じた生活スタイルになってくるでしょう．もちろん，高齢者一人ひとりの健康状態や家族の状況などを知ることは必要ですが，健康に暮らしている高齢者の土台となっている地域がどのようなものなのか，地域の状態はどうであるのかを検討することも，高齢者を支援していく側にとって同じくらい必要なことなのです．今進められている地域包括ケアシステムは，高齢者を住み慣れた地域で支えていくためのシステムづくりが目的であり，そのためには地域そのものをしっかり把握し，地域に暮らす高齢者に共通している課題を見つけ，解決に向けた活動を行っていくことが重要となります．

ここでは，同じ地域に暮らしている高齢者をひとまとまりの集団ととらえ，その地域特性から地域の課題を明確にしていく方法として，地域診断を学んでいくことにしましょう．

2）地域って何？

まず，地域とは何かについて考えてみます．地域包括支援センターでは，おおよそ中学校区に相当する規模の地域を圏域として担当されていると思います．では，その圏域がどういう地域なのか，またその圏域で暮らす高齢者の特徴についてどれくらい知っていますか．例えば，圏域の人口，そのうちの高齢者の割合，その人びとの健康や日々の活動がどのようなものなのか，などです．

自分の地域包括支援センターが担当している地域がどのような地域かをだれかに説明する場面を想像してください．そのとき，どのような内容，項目について話しますか．その説明を聞いた人は

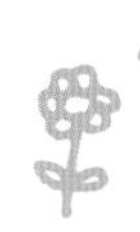

あなたが考えているとおりにイメージしてくれるでしょうか．

私が担当する地域はお年寄りが多い地域です．公園がたくさんあるためか，あちこちにお年寄りが集まっています．ただ，坂が多いので，足が悪くなると外に出なくなる人が増えるのではと感じています

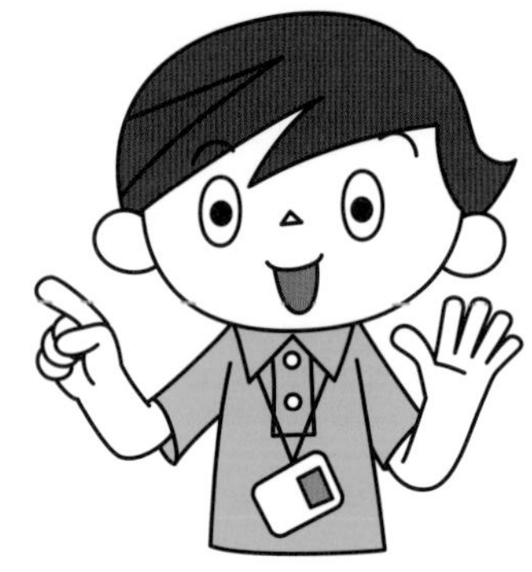

そのほか，「このごろ介護度が高くなってからの相談が多い」「高齢者虐待につながりそうなケースが増えている」「介護予防事業の参加者に新しい人がなかなか来ない」などさまざまな説明の仕方があるでしょう．しかし，一つひとつの情報を細切れに伝えていくだけでは，正確にその地域の姿は伝わりません．正確に伝えるためには，情報を体系的に，しかも根拠をもって伝えていくことが求められます．

ここで地域について考えてみましょう．

「地域」または「地区」について広辞苑[1]には次のように書かれています．

地域：
　区切られた土地，土地の区域
　住民が協働して生活を送る地理的範囲
地区：
　地面の区域
　法令の施行地域を限るため，または特定の行政目的のためなどに特に指定された地域

地域というと場所のイメージが強いのですが，英語ではコミュニティ（community）といい，こちらについては次のように書かれています[1]．

①一定の地域に居住し，所属意識をもつ人びとの集団．地域社会．共同体．
②アメリカの社会学者マキヴァー（Robert M. MacIver1882～1970）の設定した社会集団の類型．個人を全面的に吸収する社会集団．家族・村落など．

これらから，地域には３つの要素が含まれていることがわかります．まず１つ目は人の集団がそこにいること，２つ目に地理的な境界で区切られた場所であること，そして最後にその人びとに共通しているものがあること，例えば目的や関心，アイデンティティなどです[2]．つまり，「地域（コミュニティ）」とは，地理的な境界によって区切られた場所にいる共通性のある社会的な集団を指し，地域の一定の圏域に住む高齢者もひとつの「コミュニティ」ということができます．地域の

地域包括ケアシステムと地域包括支援センターの役割

わが国では急速に少子高齢化が進んでおり，65 歳以上の人口は 2019 年 9 月現在，3,588 万人で過去最多を記録しました（総務省 2019.9.16 発表）．この人数は総人口の 28.4％を占め，人口のおよそ 3 人に 1 人は高齢者ということになります．そのうち 75 歳以上の後期高齢者は 1,848 万人で総人口の 14.7％を占めており，団塊の世代が 75 歳を迎える 2025 年には，およそ 5 人に 1 人が後期高齢者となります．このような状況では，国民の医療や介護の需要がさらに増加することが見込まれますので，超高齢社会を支えるための制度や仕組みを整えることが急務の課題になっています．

地域包括ケアシステムとは，「高齢者の尊厳の保持と自立生活の支援の目的のもとで，可能な限り住み慣れた地域で，自分らしい暮らしを人生の最期まで続けることができるよう，地域の包括的な支援・サービス提供体制」のことを指し，国は 2025 年をめどに地域包括ケアシステムをそれぞれの地域で構築していくことを推進しています[1)]．

一方，2014 年の介護保険法改正においては，地域包括支援センターなどにおける地域ケア会議の推進が規定されました．その目的は，多職種協働による個別事例の検討などから，地域のネットワーク構築や地域課題の把握を行い，地域における高齢者の支援体制に関する検討を行うこと，となっています[2)]．

地域包括支援センターが行う地域ケア会議は個別レベル，すなわち担当する高齢者の課題解決の検討が主になりますが，実際に解決を検討するうえで，高齢者が暮らす地域のことをよく知っておくととても役に立ちます．地域包括支援センターの職員は，地域の高齢者に直接かかわる現場の最前線にいます．こういった個別の高齢者の課題の検討を積み重ねていくことで，この地域に共通している課題があることに気がつくこともあるでしょう．その気づきから地域の課題を明

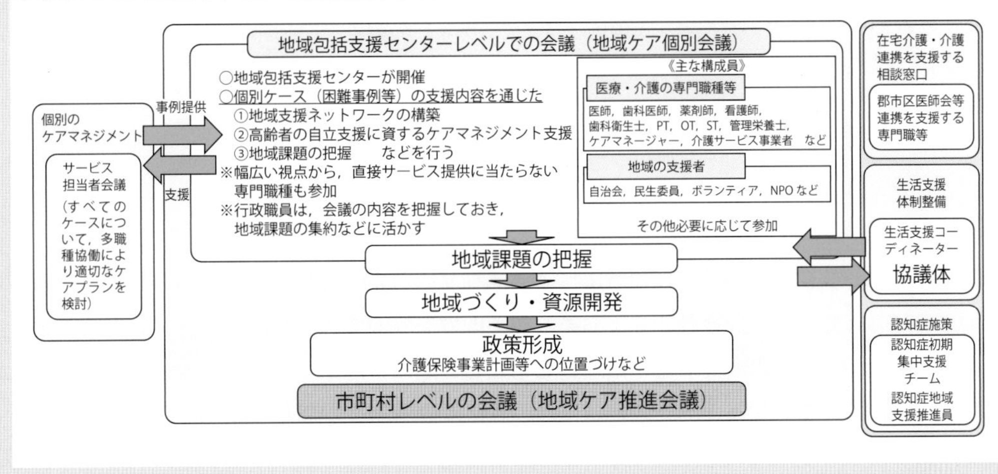

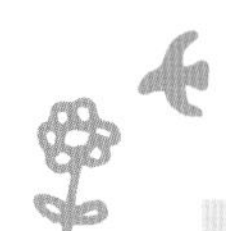

確化していくことができます．その課題の解決がうまくできるような地域をつくっていくこと，これこそが地域ならではの地域包括ケアシステムの実現につながっていきます．担当する地域とその地域に住む高齢者のことをだれよりもよく知っているのは地域包括支援センターであり，現場から地域包括ケアシステムの構築に貢献していく，そんな自負が地域支援センターの仕事のやりがいも高めてくれます．

高齢者への個別支援から地域課題の明確化へ，地域診断はそのためのひとつの方法です．地域診断結果を介護保険計画に反映させた保険者では，反映させなかった保険者に比べて，潜在的な要介護予備軍などの把握で高い値を示し，課題把握がより行われている傾向を示した，との調査結果もあります[3)]．つまり，現場の地域包括支援センターの活動が自治体の課題の明確化につながり，政策形成にも影響を与えていくことになるということで，今後，ますます地域包括支援センターの活動は重要になってくると思われます．しかし，まだまだ地域診断を行っている地域包括支援センターは多くありません．ぜひ，あなたの地域包括支援センターで地域診断を行い，高齢者が安心して暮らすことができる地域づくりにつなげてください．

1）厚生労働省：地域包括ケアシステム．https://www.mhlw.go.jp/stf/seisakunitsuite/bunya/hukushi_kaigo/kaigo_koureisha/chiiki-houkatsu/
2）厚生労働省：地域ケア会議について．https://www.mhlw.go.jp/seisakunitsuite/bunya/hukushi_kaigo/kaigo_koureisha/chiiki-houkatsu/dl/link3-1.pdf
3）社会保険実務研究所：週刊保健衛生ニュース．（1673）：2-3，2012．

一番小さな単位は家族です．もう少し広く考えると，自治会や学校，職場などが該当します．

本書で取り扱う「地域」は，単に場所という意味だけではありませんので，意味は英語の「コミュニティ」を用います．ですが，普段，地域包括支援センターでよく使われているのは「地域」ですので，本書では従来どおり「地域」という言葉を使っていきます．

表 1-1　センターが担当する地域（コミュニティ）の要素

①　人びとがいること
②　地理的な境界に区切られた（例えば，川，山，道路，海）場所であること
③　人びとに共通した価値や目的，または関心があること

地域包括支援センターが地域のなかでよりよい活動を行っていくためには，自分たちが担当している地域を詳しく知ることが重要です．対象である地域を構成する人びとやニーズを正確に知ることで，その地域や人びとの特性に合った活動を考えることにつながりますし，地域のもつ力や地域のなかにある社会資源を知ることで，地域に合わせた問題解決につながります．

そして，地域づくりは地域の人びとと一緒になって進めていく必要があります．例えば，地域の見守り体制やネットワークをつくろうとすれば，地域の人びと自身が納得して主体的に参加しても

らうことが必要になります．そのためには，なぜそれをする必要があるのかについて，しっかりと根拠をもった説明ができなければなりません．地域の情報を多角的に体系的に把握し，説得力のある説明ができるような準備が必要になります．地域の人びとにも同じ問題意識をもってもらい，よりよい協働につなげていくために，地域を知ることが必要になるのです．

3）地域を知るための方法としての地域診断

地域を知るためには，地域診断が役に立ちます．

地域診断とは，地域（コミュニティ）をひとつの対象として，さまざまな情報や活動から地域の特徴やニーズ，地域の課題を明らかにしていくこと，また課題の解決のための実践と評価も含めた一連の活動全体のことをいいます．

表 1-2　地域診断とは

地域（コミュニティ）をひとつの対象として，さまざまな情報や活動から地域の特徴やニーズ，地域の課題を明らかにしていくこと，また課題の解決のための実践と評価も含めた一連の活動全体のこと

地域の課題には，顕在的な（表面に見えている）もの，潜在的な（見えないが，あると思われる）ものがあります．地域診断では，それらの課題とその背景を明らかにするだけでなく，地域の強みや健康増進につながる視点も明らかにできます．つまり，地域診断では，現状を多角的に分析していくことで地域の健康問題・課題の構造や原因を推測できるのです．それにより，多方面からの解決方法の検討が可能になり，具体的な解決策につなげることができます．具体的には解決すべき地域の健康問題・課題の優先順位を検討したり，活動を評価することで新たな活動につなげたりすることができます．また，地域診断を通じて，地域包括支援センターの仲間や地域の人びとと課題を共有でき，一緒になって活動に取り組んでいくことが可能になるでしょう．

まとめると，地域診断を行うことで，地域包括支援センターでは自分たちの担当している地域にどういった人がいるか，どのようなニーズをもっていて，どのような課題があるのかを明確にしたうえで活動に取り組むことできるようになり，それがよい地域活動につながるといえます．

4）地域診断を学ぶことでできること

地域診断というとなにかたいへんなこと，難しいことと思う人もいるかもしれません．私がかかわった地域包括支援センターでの研修で，初めて地域診断を紹介したときは，そのような感想が多く聞かれました．3 年間の最初の年に研修に参加した地域包括支援センターの戸惑いは大きかったのですが，それぞれ試行錯誤を繰り返し，地域診断を地域包括支援センターの活動に生かそうと頑張って取り組んでいました．研修の最後に，研修成果発表会を行ったのですが，そこに参加した地域包括支援センターのある保健師さんがそのときの話をしてくれました．「発表会で地域包括支援センターの活動を聞いてとても驚きました．地域包括支援センターでこんなことができるんですね」と．保健師は基礎教育で地域診断を一通り学んでいます．その保健師さんは，以前にも研修を受けて地域包括支援センターでも地域診断をやらなくてはいけないと思っていたそうです．しか

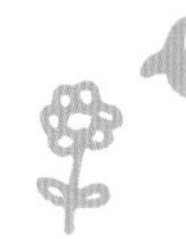

し，それをやるのは保健師でなければいけないと思っていたので，今回の研修で地域包括支援センターの職員が一丸となって，職種に関係なく地域診断に取り組んで活動につなげていたことがとても新鮮で，自分ひとりで頑張らなくていいと思えた，と言っていました．そのほかにも，地域診断を通じて地域のことを好きになって，地域包括支援センターでの活動が前よりも楽しく，もっと地域のことを知りたいと思うようになった，という声も多く寄せられました．地域診断はたいへんな作業ですが，いったん日々の業務のなかに取り入れられると，日々の業務を行うモチベーションにもつながりますし，業務自体の質も上がり，ひいては地域包括支援センターの活動もよりよいものになっていくと，研修を通じて心からそう感じています．

2 地域診断のプロセス

1）地域包括支援センターが行う地域診断

地域包括支援センターが行う地域診断は，以下の対象・目的で行われます．

対象
・担当エリアに住む人びとや環境，機関，社会資源などを含めた地域（コミュニティ）
・65 歳以上の高齢者（コミュニティ）
目的
地域で生活している高齢者が健康で，生活の質（Quality of life＝QOL）が高い暮らしを送ることを目指す

地域診断のゴールは，この地域に住む高齢者が「この地域で暮らしていてよかった！」と思えるような地域をつくっていくことであり，地域診断は地域包括支援センターが効果的，効率的な活動を検討していくための方法である，といえるでしょう．

ここで，なぜ健康や QOL というキーワードを取り上げるかを説明します．「健康とは，病気ではないとか，弱っていないということではなく，肉体的にも，精神的にも，そして社会的にも，すべてが満たされた状態にある[3)]」ことをいいます．ここでは，健康を QOL を維持・向上させるための資源ととらえています．健康であるからこそ自分が望むような生活ができるのであって，健康でなければそれは難しくなります．つまり，健康は QOL の高い暮らしを送っていくために必要な資源ということができます．また，身体的に病気がなくても，精神的，また社会的に良好な状態でなければ，QOL の高い暮らしを送ることはできないでしょう．本書では QOL の高い暮らしを考えていくうえで必要な資源として健康を取り扱います．したがって，地域課題を明確化していく過程においては，高齢者の健康への影響も考えます．

それでは，高齢者が健康で QOL の高い暮らしを送っていくための活動を考えていく手段としての地域診断を，実際にどのように行っていけばよいのかについて説明していきましょう．

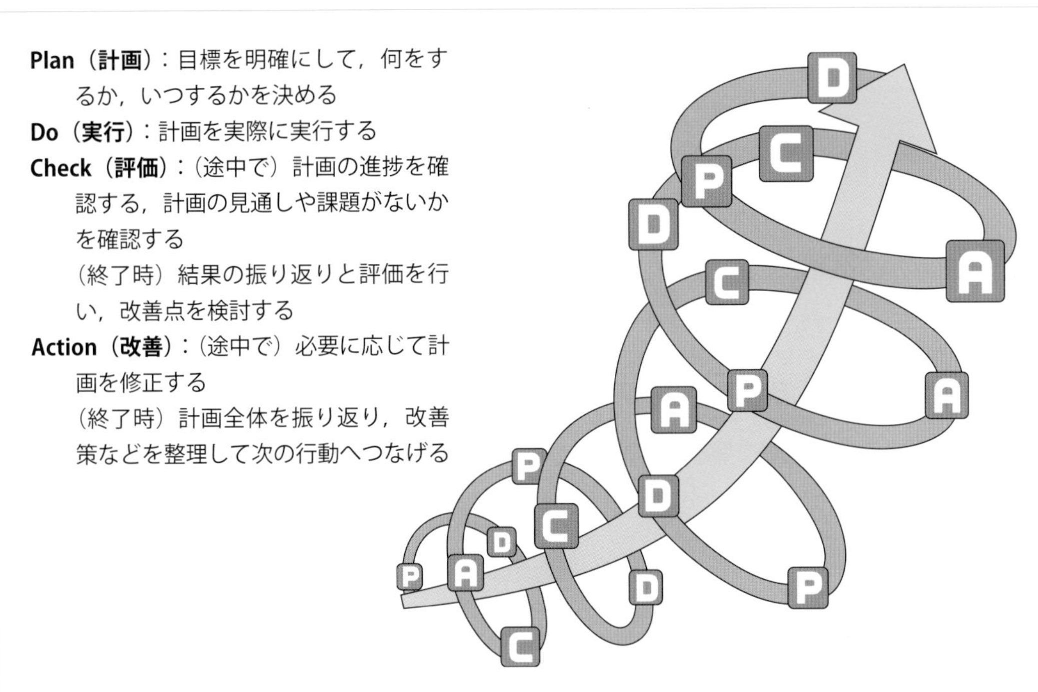
Plan（計画）：目標を明確にして，何をするか，いつするかを決める
Do（実行）：計画を実際に実行する
Check（評価）：（途中で）計画の進捗を確認する，計画の見通しや課題がないかを確認する
（終了時）結果の振り返りと評価を行い，改善点を検討する
Action（改善）：（途中で）必要に応じて計画を修正する
（終了時）計画全体を振り返り，改善策などを整理して次の行動へつなげる
P
A
D
C
P
C
D
D
A
P
D
P
A
A
C
D
P
C
A
D

図 2-1　PDCA サイクル

2）PDCAサイクルを回そう

地域診断のステップは，PDCA サイクルに沿って進めていきます．PDCA サイクルとは，生産性を向上させるための品質管理の手法として提唱されたモデルであり，モデルを構成する 4 つの段階の頭文字をつなげたものです．よりよい品質管理と継続した改善を目指すために，ビジネス分野や行政でもよく使われています．

PDCA それぞれの説明は**図 2-1** のとおりです．この 4 段階のステップに順次取り組んでいき，一周回ったらまた最初の計画に戻る，というものですが，単に元に戻るよりも少しずつらせん状に発展していく，つまり以前よりもよい状態になっているということが望ましいです．

3）地域診断のステップ

地域診断は次の 6 つのステップで行っていきます（**表 2-1**）．地域包括支援センターでは，実際に地域活動を行いながら地域診断に取り組むことになりますので，みなさんが活動を通じて「気づいたこと」から地域診断を進めていくと進めやすいと思います．

地域診断を記録していくシートとして，地域情報シート，課題シート，計画評価シートを用意しています．「APPENDIX」（90 頁）に使い方を記載していますが，この項でもシートの使い方について触れていますので，参考にしてください．

表 2-1　地域診断のステップ

(1) 気づきをみんなで共有しよう
(2) 気づきを確かめてみよう
(3) 地域の強みと弱み（問題）を考えよう
(4) どのような地域にしたいか考えてみよう
(5) 取り組みの計画を立ててみよう
(6) 実施・評価し，次の計画につなげよう

(1) 気づきをみんなで共有しよう

地域診断は日ごろ地域で活動しているなかで，みなさんが何かに「気づく」ことから始まります．

Aさん：地域の民生委員さんたちの活動はとても活発．何か一緒にできることはないだろうか…
Bさん：このごろ集いに参加する人が減ってきている感じがする．新しい人も増えないし，どうしたらいいだろうか…
Cさん：このごろ認知症高齢者の介護者からの相談が増えているようだ．介護者が相談してきたときにはすぐに対応が必要な状態も多く，もっと早く相談してくれたらスムーズに解決できたのではと思うのだが…

みなさんは日々の業務を行っているときに，上記のように感じたことはありませんか．地域包括支援センターの職員は，毎日地域に出向き，地域の人びととかかわっています．そういうなかで何か「気になる」ことを感じたというのは，もしかしたら「何とかしなければならない問題」のサインかもしれません．

この「気づく」ということがとても重要なのです．地域診断を取り入れた活動のプロセスは，まず気づくことから始まります．大切なのはその次です．何かに気づいたのに，忙しさに紛れてそのままになってしまった，ということも多いのではないでしょうか．気づきを今後の活動に生かすためには，気づきを意識化し，明確にしていくことが必要です．そのためには，まず，気づいたことを周りの地域包括支援センターの仲間に話してみてください．また，地域の人びとにも，そのことについて意見を聞いてみましょう．話しているなかでより意識化が進み，気づいたことが明確に

なっていきます．あなたの気づきを次のステップに発展させていくためには，周りの人とそのことを共有し，同じ意識をもつことが重要となります．

日常で見たり聞いたりしていることを意識化し，気づくことができるようになるためには，自分の感度を高く保ち，アンテナをたくさん立てておくことが必要です．感度は磨かないと高くなりません．暮らしや生活というものは，時代背景やその時々の社会情勢に大きく左右されるものです．毎日，さまざまな場所で社会保障や高齢者に関する議論が行われています．そういった世のなかの動きに関心をもつことは，感度を上げるひとつの方法です．また，想像力をふくらませることも必要です．目の前に見えているものだけでなく，この状態が続けばどうなっていくのか，これは高齢者にとってどういうことなのか，見えないものをいかに想像することができるかが，これからの活動を考えていくうえで重要です．そのためには，対象となる高齢者や地域に深い関心を寄せ，当事者の気持ちにできるだけ近づいていけるよう努めることが大切です．

表 2-2　日常業務のなかで見聞きしたことから，気づくことができるようになるためには

・さまざまなことにアンテナを立てておく ・社会情勢や動向に敏感になる ・想像力をふくらませる

（2）気づきを確かめてみよう

① 5W1H で考えよう

ひとりの気づきをみんなで共有したあとは，その気づきが実際にどういうことなのかを確かめていきます．この気づきが本当はどうなのか，何かを示しているのかを判断するためには，その気づきに関連したデータ（実際の地域や高齢者に関する情報）を集め，事実を確認していくことが必要になります．

したがって，気づきを確たるものにするためには，できるだけ正しく的確な情報を集めることが大切です．自分の気づきを説明するために必要な情報が何かを考えましょう．情報を集めるときは，「いつ（When），どこで（Where），だれが（Who），なにを（What），なぜ（Why），どの

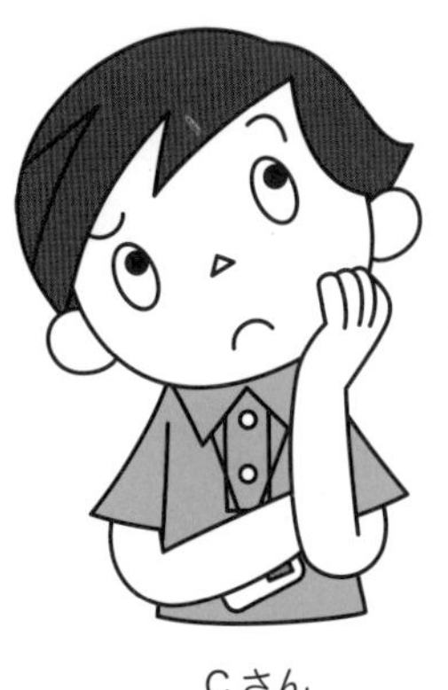

このごろ認知症高齢者の介護者からの相談が増えているようだ．介護者が相談してきたときにはすぐに対応が必要な状態も多く，もっと早く相談してくれたらスムーズに解決できたのではと思うのだが…

Cさん

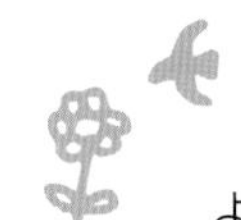

ように（How）」という 5 W1 H を意識してください．

例えば，C さんの気づきを確認していくためには，どのような情報を収集すればよいでしょうか．

C さんからどのような情報を収集すればよいか，5W1H で考えてみましょう．

1）いつ（When）：困りごとが起こったのはいつか，相談が増えたのはいつか，相談までどれくらいの期間が経っているのか
2）どこで（Where）：その人たちはどこに住んでいるのか，どういう地域で起こっているのか
3）だれが（Who）：相談者はどういう人か，相談者の年齢・性別・家族背景などの属性はどうか
4）なにを（What）：何の相談が増えているのか，何に困っているのか
5）なぜ（Why）：なぜ相談してきたのか，なぜ困っているのか
6）どのように（How）：どのようにしてきたのか，方法・手段は何か

まず手元にある資料から関連する情報を集めます．地域包括支援センターには，それぞれのケース記録，受け付けた相談記録，毎月集計している月報などがありますが，「このごろ相談が増えている」を確かめるために，地域包括支援センターで受けた相談記録を確認してみましょう．相談は本当に増えているのか，どのような相談が増えているのか，相談の内容や相談してきた時期について調べます．相談件数とその推移をみて本当に増えているのか，増えているのはいつからなのかを確認します．

また，相談者である介護者はどのような人なのか，介護者の年齢や性別，認知症の人との関係など相談者の属性を調べ，なぜ困っているのか，今までの介護に至った背景や日々の介護状況について確認します．ここで重要なのは，相談者一人ひとりでなく，相談者を共通の問題をもつひとつの集団としてとらえることです．もちろん，実際に相談に来られたときには，その人に対する支援を行っていますが，ここでは「同じ圏域に暮らす同じ困りごとをもつ人の集団」として考えます．このように，個別の事象としてではなく，ひとくくりのものとして俯瞰することで，この地域に住む認知症高齢者の介護者という集団の全体像をとらえることができます．

②虫の目，鳥の目，魚の目でみてみよう

ビジネスの世界では，ものを見るときには「虫の目」「鳥の目」「魚の目」という 3 つの目で見ることが重要といわれています．

まず，「虫の目」はミクロの視点です．虫はその場にいて，対象に近づき，また複眼でさまざまな角度から対象を見ています．個別支援において，一人ひとりや家族をさまざまな角度から綿密に見ていくときの視点といえます．

次に「鳥の目」，マクロの視点です．鳥は上から広い範囲を見渡すことができます．C さんの例では，C さんが気づいた人たちだけではなく，C さんの気づきと共通の状況にある人たちを集団として広い視点で俯瞰することで，その集団の全体像をとらえていくことができるのです．一人ひとりを見ていてもよくわからないことや複雑なことでも，全体の構造や共通している内容などがわかると，解決の糸口が見えてくるかもしれません．

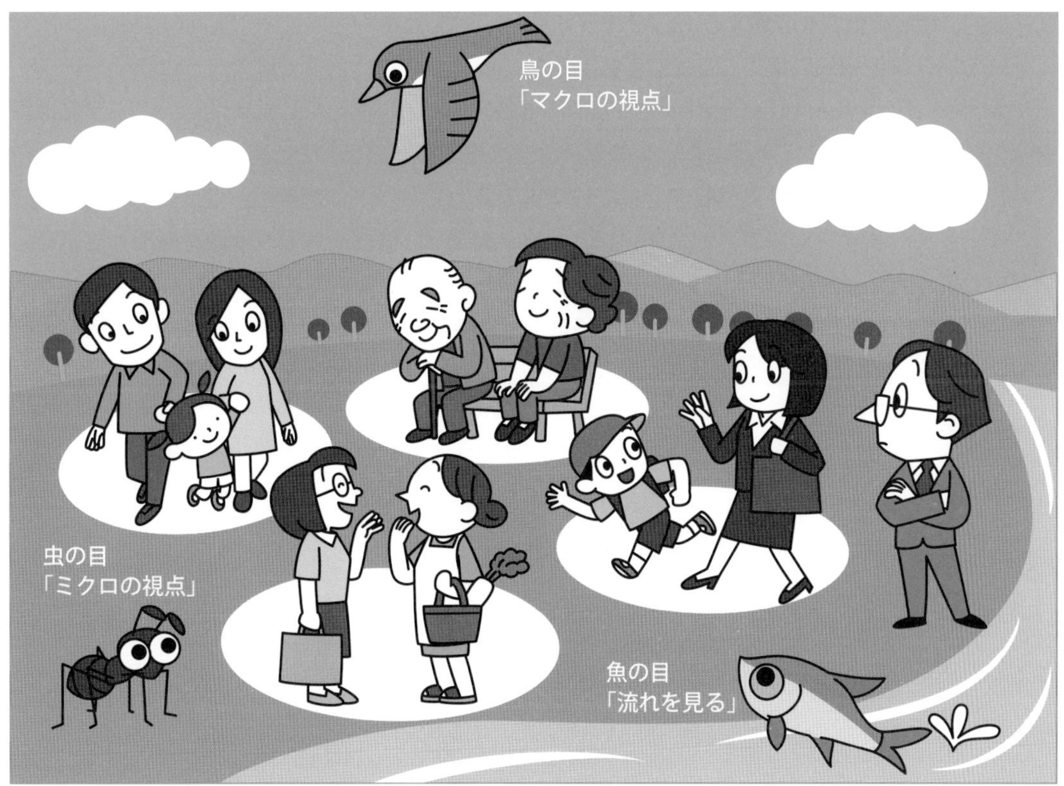
鳥の目
「マクロの視点」
虫の目
「ミクロの視点」
魚の目
「流れを見る」

図 2-2　コミュニティを見る目

そして最後に「魚の目」です．魚は流れを見極めて行動します．つまり，ものごとの流れや動きを見ることの大切さを示しています．この先どういうことが起こってくるのか，今の状況に合っているのか，また周りの環境についても考えながら，いつどのようなときに取り組むことがベストなのか，そういったことを考慮することで，より効果的な活動につなげていくことができます．

気づきを確かめていくようになると，地域にはほかにどのような情報があるのだろうか，ということが気になってきます．意識して地域を見ると，地域には本当にたくさんの情報があります．あまりに情報が膨大で，「いったい何をどれくらい集めればよいのか」「どこにその情報があるのか」と悩むくらいです．そのため，地域診断では系統的に地域の情報を集めていきます．なぜなら，一見関係がないように見える情報でも，高齢者の QOL の高い暮らしを支えていくためには，どこかで役に立つことも少なくないからです．

表 2-3　気づきを情報で確かめるには

- 「いつ（When），どこで（Where），だれが（Who），なにを（What），なぜ（Why），どのように（How）」を意識し，説明に必要なデータは何かを考える
- 手元にある資料から関連する情報を集める
- どのような情報があり，どのような情報がないのか話し合いによって整理する
- 「虫の目」「鳥の目」「魚の目」で見る

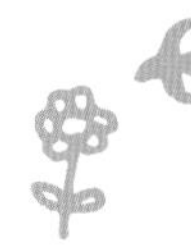

③系統的に地域の情報を収集する：CAP モデル

地域の情報を系統的に集め，地域診断に活用していくために，ここではコミュニティ・アズ・パートナー（Community as Partner）モデル（CAP モデル）を紹介します[4]．CAP モデルは保健師の基礎教育で標準的に使用され，地域看護診断のモデルとして米国で開発されたものです．

このモデルには，地域の構成要素としての地域のアセスメントの車輪と，活動のプロセスの 2 つの部分があります．地域のアセスメントの車輪（**図 2-3**）は，それぞれ地域を構成している要素が広く多角的に示されていますので，地域のデータを系統的に集めることができます．気づきから得た情報と合わせて，地域についてくまなく情報を集めることが，より地域を理解するうえで役に立ちます．

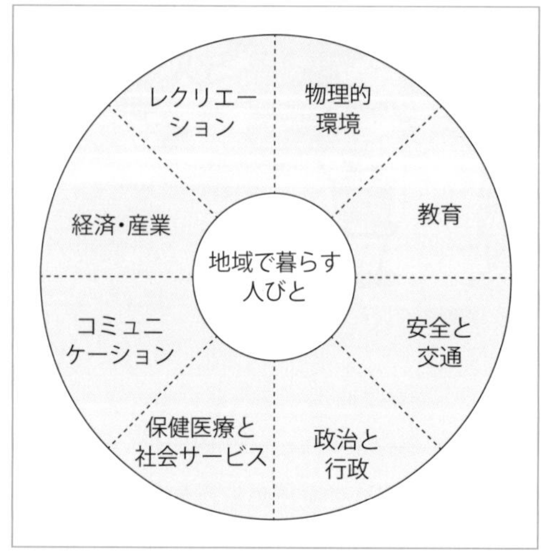

図 2-3　地域のアセスメントの車輪

（エリザベス T. アンダーソン，ジュディス・マクファーレイン 編．金川克子，早川和生監訳：コミュニティ アズ パートナー–地域看護学の理論と実際–. 第 2 版，医学書院，2007，pp. 148．より改変）

CAP モデルでは，地域のアセスメントの車輪は地域で暮らす人びととそれを取り巻く 8 つの領域に分かれています．地域で暮らす人びとには，その地域の人口統計データや人口動態，地域の歴史や文化，住民性，価値観などが含まれます．8 つの領域は，①物理的環境，②教育，③安全と交通，④政治と行政，⑤保健医療と社会サービス，⑥コミュニケーション，⑦経済・産業，⑧レクリエーションに分かれています．**表 2-4** に CAP モデルによる領域別の具体的な地域データの例を示します．

CAP モデルに沿って収集した情報は，「地域情報シート」（13 頁）の左部分「現状」に記入します．これまでの気づきから得た情報も「現状」に記載します．

本書では，地域包括支援センターが行う地域診断の対象地域は圏域を想定していますが，時には圏域の一部の小地域という場合があります．そのため，地域の情報は圏域のどの場所を指しているのかがわかるように記載します．

地域情報シートへの記載で大事なことは，客観的な事実のみを記載するということです．地域の

<地域包括支援センター地域活動計画>地域情報シート（現状とアセスメント）

現　状

1. 圏域内すべての地域における情報のデータベースとなる．年々新しい情報を追加，または変更し，すべての情報を蓄積していくようにする．
2. 記載については，どこの地区を指しているかわかるように記載する．
3. 地域情報は下記の情報収集項目例に沿って収集するとよい．収集する情報については，下記を参照する（それ以外にも必要と考える情報があれば，記載しておくことが望ましい）．
   ＊地域情報について，客観的事実のみを記載する．データを加工した図表，地図およびその説明もここに記載する．
4. 地域情報シートは，年度末あるいは最低でも年 1 回は見直し，追加修正を行う．追加修正については，記載年月日を記載する．

情報収集項目例

サブシステム	情報・データの種類
地域で暮らす人びと	・住民特性：人口構成および人口動態（人口密度，人口分布，世帯数，世帯人員数，年齢別人口，転出入の状況，出生・死亡など）
	・地域の成り立ち，歴史・文化，風土，祭りなど
	・住民性，信念や価値観，宗教，人間関係の特徴など
物理的環境	・面積，気候，地形や自然環境，建物・住宅，街並みなど
教育	・学校など教育機関と教育資源（スポーツ施設，生涯学習施設，美術館，文化施設など）
	・それぞれの利用状況，アクセス，地域とのかかわりなど
安全と交通	・警察，消防の状況，犯罪頻度，防犯組織，災害の備えなど
	・交通機関，アクセス，道路状況，上水道普及率，公害など
政治と行政	・政治への参加度，自治会の活性度，市民団体の状況など
	・自治体の基本構想，各種行政計画・目標など
保健医療と社会サービス	・病院，診療所，クリニックなどの状況，診療科目，立地
	・保健福祉関連機関，保健福祉サービス
	・それぞれのネットワーク状況，利用状況，アクセスなど
コミュニケーション	・フォーマルなメディア（TV，新聞，インターネットなど）
	・地域の人びとの情報伝達・入手手段の状況（地域のミニコミ誌，広報紙，ポスター，掲示板，回覧板など）
	・地域の人が集ったり話したりしている場所や方法など
経済・産業	・経済的特徴（所得水準，生活保護率など）
	・ビジネス，産業，商店街の状況
	・労働の状況（雇用や失業率，職業など）
レクリエーション	・サービス，娯楽施設，公園（楽しめる，憩いの場所）
	・場所，内容，アクセス，利用状況

アセスメント

＊左記の現状についてどう考えたのか，この情報は高齢者から見てどういうことなのか，生活や健康とどう関係するのか，などの意味付けや解釈，今後の高齢者の状況について推測したことを記載する．

＊上記を強みや健康課題として取り上げるために追加すべき情報はないか，収集すべきデータはないかを記載する．

＊必ずセンター３職種で検討したうえで記載する．検討のプロセスや関連図なども記載してよい．

表 2-4 地域のアセスメントの車輪による地域のデータ例

地域で暮らす人びと	・住民特性：総人口および世帯数，世帯人員数，年齢別人口，老年人口，性別，一人暮らし高齢者数，転出入の状況など ・まちの成り立ち，歴史・文化，風土，祭り，人間関係の特徴 ・住民性，信念や価値観，宗教など
①物理的環境	・気候，地形，自然環境，建物・住宅，街並みなど
②教育	・教育施設（学校など）と高齢者のかかわり ・スポーツ施設，生涯学習施設，美術館や文化施設など ・それぞれの利用状況，アクセス，地域とのかかわりなど
③安全と交通	・警察・消防の状況，消防団や防犯組織，犯罪頻度，災害の備えなど ・交通機関，アクセス，道路状況，上水道普及率，公害など
④政治と行政	・政治への参加度，自治会と行政の関係や活動状況，市民団体の状況など ・市町村の高齢者関連の基本構想，介護保険関連の行政計画・目標など
⑤保健医療と社会サービス	・医療機関の情報，クリニック，診療科目，それらの立地や利用しやすさなど ・社会資源，福祉施設，介護サービス，インフォーマルサービス ・保健医療福祉関係機関やネットワークの状況，保健福祉サービスの普及など
⑥コミュニケーション	・地域の広報紙，ポスター，ミニコミ誌など高齢者の情報入手の手段 ・掲示板，集いや情報交換の場所や方法，回覧板など
⑦経済・産業	・高齢者の仕事・雇用，経済・所得水準，生活保護率など ・エリアの経済状況と主要産業，商店街の状況など
⑧レクリエーション	・高齢者が楽しめる施設・場所，娯楽施設，公園，憩いの場所など

情報に自分の主観や思い込みが入ってしまうと，正しい状況が伝わらなくなってしまい，結果としてよい活動につながりません．また，情報は伝えたいことをわかりやすい形で示していくように心がけましょう．文章や数字ばかりではじっくり読まないとわかりませんし，言いたいことを伝えにくくなります．地域情報シートを見て，一目で地域のことがわかるシートが理想的です．そのためにはシートに表やグラフ，また地図などを記載すると視覚的にもわかりやすくなります．これらの具体的な方法は，「3 情報の収集と分析の方法」（24 頁）を参考にしてください．

（3）地域の強みと弱み（問題）を考えよう

①情報をアセスメントする

地域の情報を集めたら，その情報をアセスメントします．アセスメントとは，「ある事象を客観的に評価」することです．得られた事実を客観的にみて，その解釈や意味づけを考えます．具体的に言えば，これらの情報から，地域の人びとの健康や生活の実態についてどう読み取ったのか，それらの情報が示すことは何なのか，ということを言語化することです．

アセスメントは，まずこの地域がどのような地域なのかを説明することから考えましょう．そのとき，一つひとつの項目について考えるのではなく，さまざまな情報を総合して考えます．例えば，地域の成り立ちと地域の祭りや産業，地理的環境と買い物や集まりの場所，交通機関と人びと

表 2-5　アセスメントのポイント

アセスメントとは「ある事象を客観的に評価すること」 ・この地域の高齢者の暮らしは？ ・この地域の高齢者の健康状態や特徴は？ ・この地域の高齢者が何を信じ，大切にしているか？ ・地域の強み，弱みは何か？ ・この地域の高齢者は今後どうなると考えるか？ ・高齢者の健康や生活に影響しているものは？ →解決するべきこと，強化するべきことであれば「課題」として取り上げる ⇒なぜ「課題」だと考えたのか，その根拠が説明できることが重要

の生活圏，人口構成と住民活動，保健医療機関や社会資源の分布など，あわせて考えることでより深いアセスメントにつながります．

次に，これらの情報が示していることが「地域や高齢者にどのような影響を与えているか」「地域や高齢者にとってよくないことなのか，それとも進めていったほうがよいことなのか」について考えます．地域や高齢者にとって進めていくべきことは「地域の強み」です．反対に，問題や改善すべきことは「地域の弱み」です．よりよい地域づくりのためには，強みを伸ばし，弱みを少なくしていくことが必要です．どの地域にも，よいところと悪いところがあります．

地域包括支援センターで取り組めるかどうかについても考えなくてはなりません．したがって，これらのなかから高齢者の健康や暮らし，QOL に大きくかかわっており，地域包括支援センターが取り組むことができるものを選び，取り組むと決めたことを「課題」として取り上げます．その場合，なぜ課題としたのかを得た情報とアセスメントできちんと説明できることが重要です．うまく説明できない場合は，もう一度情報とアセスメントを見直し，説明内容を検討してください．

アセスメントした内容は，地域情報シート（13 頁）の右の欄に記入します．地域アセスメントの輪の項目に沿って，左記の「現状」についてどう考えたのか，この情報は高齢者から見てどういうことなのか，生活や健康とどう関係するのかなど，情報の意味づけや解釈を記載してください．

根拠となる情報が不足していたり，意図した情報が見つからなかったりして，うまく説明できない場合は，どのような情報があれば説明できるのかを考えます．必要な情報の種類，そのときの考えなどをアセスメント欄に記載します．不足している情報のなかには，自分たちで意図して収集しなければならない情報もありますので，その必要性についても検討します．これについてもアセスメント欄に記載しておきましょう．必要に応じて自分たちで計画を立て，ほしい情報をどう集めるか考えることになりますので，これらの記録があとで役に立ちます．

②課題（強みと弱み）を明確にしよう

地域情報に基づくアセスメントが一通り終わったら，何となく地域の強み，弱みが見えるようになってきます．課題について検討する前に，地域情報シートを点検します．点検する事項は，アセスメントは客観的事実（地域情報）に基づいているか，地域情報がアセスメント欄に書かれていないかです．何よりもアセスメントは客観的事実に基づいていることが必要ですので，課題を検討する前にしっかり確認し，必要なら修正しておきましょう．

点検が終わったら，改めて地域情報シートをはじめから最後まで見返してみましょう．地域アセスメントの輪の項目ごとに見ていくのではなく，複数の情報を合わせて考えます．地域または高齢者にとって解決すべき問題はあるか，強みとしてより強化していくことはないかを検討します．その際，ⓐ自治体の方向性を確認し，またⓑ課題の種類を考慮します．検討の結果，地域包括支援センターで取り組む課題を課題シート（17 頁）の真ん中の欄に記入します．その課題の根拠になる情報，アセスメントの主要な部分は課題の右側の欄に転記します．すべての情報を書き写す必要はありません．図表は除き，必要なデータや数値を入れて根拠が説明できるように簡潔にまとめます．課題を考えていくうえでは，下記の 2 つの視点でも考えてみましょう

a 自治体の方向性を確認する

それぞれの自治体には，一番上位に総合基本計画があり，自治体のあるべき姿や目指すべき方向性が示されています．そのもとで位置づけられた地域保健福祉総合計画のひとつとして，介護保険事業計画が策定されています（**図 2-4**）．それぞれの計画には，その計画の根拠になった情報や自治体の考え方，また具体的な方法などが詳細に記されていますので，地域包括支援センターがどういった方向で活動を進めていけばよいか，その指針は介護保健事業計画のなかにあるといえます．介護保険事業計画は，介護保険法で 3 年を 1 期とする計画の策定が義務付けられていますので，最新の計画を確認し，自治体でどのような計画が進行しているかを確認しましょう．

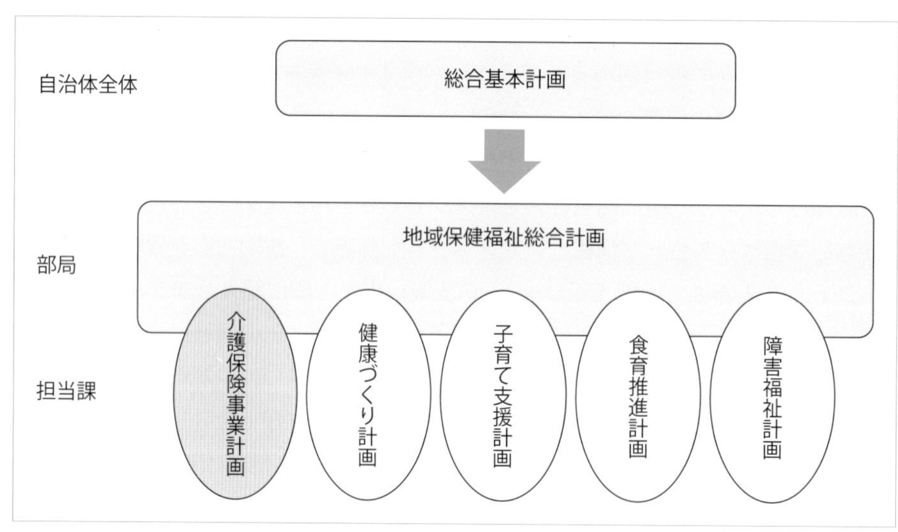

図 2-4　自治体における介護保健事業計画の位置づけ

b 課題の種類を考える

課題はいくつかの種類に分けることができます．大きくは強みと弱みに分けられます．弱みについては，顕在的問題と潜在的問題に分けられます．顕在的問題は実際に起こっている問題のため，気づきやすく，また取り組む必要性が高い課題が多くなります．潜在的問題は，今はまだ問題ではないが今後問題になると予測される，あるいはそのリスクが高い状態であるため取りあげる課題です．また，何かありそうだがまだよくわかっていない状態を確かめるために課題として取りあげることもあります．一方，強みは今の状態を推し進めていくことで健康や QOL を高めるために取り

＜地域包括支援センター地域活動計画＞課題シート（課題と根拠）

課題の実施年度	課題	強みまたは弱み（問題）と考えた根拠
＊課題をすべてあげたあとに課題の優先順位を検討し，３年間のどの年度で取り組むのか決定する． ＊年度の終わりに，終了した課題には，課題名の前に【○年度終了】，継続課題は【○年度継続】と記載する．	1．地域情報シート全体を熟読し，計画の範囲を①圏域全体，②焦点を当てた小地域のうちのいずれにするか検討する．最初にどちらを取りあげたかを記載しておく． 2．課題の検討：該当する地域情報から，地域高齢者の課題が何かを検討する．課題の検討は，その地域の高齢者の状況から強みと弱みについて，複数の情報を統合させて総合的に検討する．そのなかから取り組むべきと考えたものを課題とし，課題欄に記載する．その課題に関連した現状とアセスメント内容について，右欄に簡潔に記載する．この時点では優先順位を考慮しなくてもよい． 3．課題が出揃ったら，これらを３年間でどのように取り組むかを検討する．優先的に取り組む課題を決めたら，課題の左欄に課題の実施（予定）年度を記載していく． 4．２年目，３年目については，地域情報シートを見直したうえで再度熟読し，取り組むべき課題に変更がないか検討する．地域情報に追記修正があれば，右欄にその内容を記載し，課題に変更があれば修正する．２年目は赤字，３年目は青字で記載し，年ごとの経過がわかるように記載する． **記載例** 今後，要介護状態や閉じこもり高齢者が増加する可能性がある．	＊課題の検討のもとになった強みと弱みに関する情報とアセスメントを，地域情報シートより抜き出して記載する．情報とアセスメントは，課題の根拠がわかる程度に簡潔にまとめたものを記載する．適宜必要なデータ（数値など）を入れる． ＊文章は簡潔にまとめ，図表は除き必要なデータや数値を入れて根拠を説明する． ＊情報（事実）が何で，どういうアセスメントをしたかわかるように記載する． **記載例** ○○地域の現在の要介護申請および認定者の割合は全国平均以下であるが，老年人口は33％で年々上昇しており，今後介護が必要な高齢者は増加してくると考えられる．また地域内には坂が多く，虚弱な状態になれば要介護状態や閉じこもり状態になることが予測され，地域の人たちからも心配する声が聞かれている．昨年度から要介護状態になることへの不安や予防についての相談が増えており，地域包括支援センターとしても介護予防に取り組んでいくことが必要である．

［使用方法］ ①１年に１回見直しを行う，②この用紙は３年間使用する．③１年目は黒字で作成し，２年目，３年目は色を変えるなどして追加修正をこの用紙に記載する．

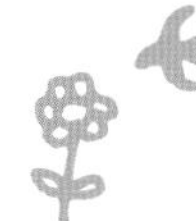

表 2-6　課題の種類

＜弱み＞
顕在的問題
　実際に今生じている問題を取りあげる課題
潜在的問題
　問題は起こっていないが，今後問題が起こるリスクがあるために取りあげる課題
　何かありそうだがよくわかっていない状態を確かめるために取りあげる課題
＜強み＞
　今後強化していくことで，QOL や健康度が向上することが見込まれるために取りあげる課題

あげる課題であり，強化すべき課題と言い換えることができます．

課題シートには，情報（事実）に基づいて，どのようにアセスメントしたのかがわかるように記載します．地域には，さまざまな弱みや強みがありますが，課題設定は地域包括支援センターがこれから行っていく活動の根拠になる部分ですので，しっかり検討しておくことが重要です．また，課題はひとつではなく複数あげられますが，介護保険事業計画の 3 年間で取り組めるものかどうかも加味して検討します．地域包括支援センターの仲間とともに，しっかり時間をとって検討してください．

③取り組む課題を決める：課題の優先順位を考えてみよう

今までのプロセスで，いくつかの課題が明確になってきたと思います．しかし，一度にすべてに取り組むことは難しく，必然的に優先順位が高い課題から取り組むことになります．

優先順位の考え方はさまざまですが，実際に問題が起こっており，そのままにしておくと人びとの生活や健康の危機にかかわる課題は，最優先に取り組む必要があるでしょう．また，多くの人に共通する問題であり，この先広がってくると予測される問題も優先度が高くなります．さらに，地域の人たちの関心やニーズの大きさ，自治体の施策として推進されているかも重要なポイントです．取り組む側から考えると，課題の背景や要因から，課題の実現可能性を考えます．つまり，地域包括支援センターが，どのくらいの取り組み（投入）でどの程度の効果が期待できるか，また取り組まない場合はどうなるのかといった影響の大きさについて検討します．これらを総合し，優先順位を考えて地域包括支援センターで取り組む課題，もしくは課題に取り組む順番を決めます．

表 2-7　課題の優先順位を考えるには

・生活や健康危機にかかわるか
・多くの人に共通するか
・人びとのニーズ，関心が高いか
・自治体の計画に沿っているか
・地域包括支援センターで取り組むことが可能か
・取り組みの影響の大きさはどうか

<地域包括支援センター地域活動計画>計画評価シート（目標・実施・評価）

課題
＊課題シートから，今年度取り組む課題を転記する． 課題 ・例）今後，要介護状態や閉じこもり高齢者が増加する可能性がある． ・

目標（今年度）	実施計画	実施結果	評価	備考
＊主語は高齢者もしくは地域とし，目指すべき姿を目標とする． ＊目標の数は１つ～数個とする． ＊長期目標として，３年間で達成できる目標を設定する．地域特性に合わせ具体的に設定する．長期目標を達成するために，１年ごとに達成可能な具体的な短期目標を設定し，１年間何を達成するかを検討する． 長期目標 例）高齢者が地域で楽しく交流することができる． 短期目標 ・例）集いの場を新たに２カ所つくる． ・ ・	＊計画は簡潔に，番号をつけて箇条書きで記載する． ① 例）地域の高齢者と話し合い，集いの必要性を共有する． ② ③ ＊短期目標を達成するために具体的にどのような活動を行うのか，その評価方法について記載する． ・実施時期，場所，対象者 ・実施方法，手順，スタッフ ・評価方法	＊実施計画をどのように実施したのか，その結果がどうだったのかについて記載する． ＊それぞれの計画の実施内容を記載する． ＊計画を変更した場合はその理由とともに内容を記載する．	＊それぞれの計画の実施後に記載する． ＊次の視点から計画の振り返りを行う． ・計画の実施プロセスはは適切だったか？ ・計画の量的評価（参加者，頻度など）はどうか？ ・参加者，地域に期待した成果や変化が見られたか？ ・目標は達成できたか？ ＊なぜそういう結果になったのかも考える．	
（　　）年目における長期目標の達成状況 ・今年度の活動を振り返って，進捗を評価する．次年度に向けた方向性を検討する． ・最終年度は３年間の総合的な評価も合わせて記載する．				

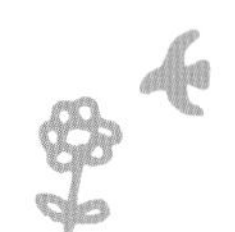

課題シート（17 頁）には，明確化された課題が順不同に記載されます．これらの課題に 3 年間で取り組むことになりますので，課題ごとに優先順位を検討し，課題の実施年度を決定します．優先順位が決まったら，課題の左欄に課題の実施（予定）年度を記載します．課題シートは，介護事業計画ごとに作成しますので，原則として 3 年間使います．詳細は「APPENDIX」（90 頁）に記載していますが，介護保険事業計画実施 1 年目に新たな課題シートを作成し，2 年目，3 年目は，地域情報を更新したうえで再度熟読し，取り組むべき課題に変更がないか検討したうえで使用します．地域情報に追記修正があれば，根拠の部分にその内容を記載し，課題も必要なら変更します．修正は 2 年目は赤字，3 年目は青字などで記載し，年ごとの経過が見えるようにしておくと経過がわかりやすくなります．

（4）どのような地域にしたいか考えてみよう

みなさんは，「こうなったらいいな」という地域や高齢者の姿が見えていますか．地域づくりを行っていくうえでは，どのような状態を目指すのか，すなわち目標を明確にしておくことが重要です．これらの課題に取り組むことで，この地域もしくは高齢者にどうなってほしいのか，目指すべき姿をイメージしてみましょう．この場合，主語は「地域」または「高齢者」です．あくまでも当事者である地域や高齢者の目標ですので，地域包括支援センターが達成したい目標にならないように注意しましょう．

次に，この目標をいつまでに達成するのかを検討します．介護保険事業計画は 3 年を 1 期とする計画の策定が義務付けられていますので，長期（3 年）と短期（1 年）に分けて考えるとよいでしょう．介護保健事業計画の開始年に今後 3 年間で達成したい目標を長期目標として設定します．今回明確化した課題をすべて達成した先の姿というイメージです．短期目標は長期目標を達成するためのスモールステップとして，1 年ごとに達成可能な具体的な目標を設定します．

目標を考えるときは，地域包括支援センター内で情報を持ち寄ってみんなで話し合って検討しましょう．また，支援する側だけでなく，地域の人たちにも意見を聞いてみてもよいでしょう．その地域の当事者である人びとと地域包括支援センターの目標が一致すること，つまり合意形成がされることは，地域との協働の第一歩です．地域の人たちに意見を求めるときは，地域の人たちにも同じ意識をもってもらえるよう，地域診断で明確化された地域の課題をしっかりと説明してください．根拠に基づいた説明は，課題や取り組みの必要性に説得力を与え，理解を深めてもらうことにつながります．地域の人たちが自分の地域について知り，自分たちの問題としてとらえられるようになれば活動意欲も高まり，自主的な活動につながっていくことも期待できます．

表 2-8　目標の設定

地域または高齢者の目指すべき姿をイメージしてみる
・主語は地域，高齢者
・明確になった課題や優先順位を考慮し，課題に取り組んだ先の姿を考える
目指すべき状態までの期間を長期（3 年）と短期（1 年）に分けて考える
　長期目標「高齢世帯でも地域のサポートで安心して暮らすことができる」
　短期目標「高齢者が地域で集う場所が 3 カ所できる」

目標から計画，実施，評価までは計画評価シート（19 頁）を使います．まず，今年度に取り組む課題をシートの上部に記入します．長期目標，短期目標は左の欄に記入します．短期目標は今年度に達成したい目標になります．達成したい数値を入れるなど具体的に立てるようにしましょう．

（5）取り組みの計画を立ててみよう

①計画の考え方

計画は，目標達成のために何をどうするのか，といった具体的な内容が示されている必要があります．

いままでに収集した情報やアセスメントのなかには地域で活用できる人的・物的資源，アクセスや人の流れなど，解決のためのヒントやアイディアが多く含まれています．計画を立案するときには，課題に直接関係する情報だけでなく，改めて地域情報シートをくまなく見返してください．

課題の種類から，具体的な計画を考えることもできます．顕在的課題については，起こっている問題を取り除く，悪化を食い止める，悪い状態から回復するなどの方法を考えることが有効です．問題のリスクがある場合は，リスクを取り除く，リスクを減らす，またはリスクに対応する力を高めていくような計画になるでしょう．何かありそうだがよくわかっていない状態は，その実態を明らかにすることから始めます．一方，強みについては，維持・増進していくことが重要ですので，今の状態を強化していく，進めていくための支援を行うことが計画としてあげられます．

計画を考える際は，この計画はどこ（だれ）に対して行うのか，すなわちターゲットを特定することも重要です．「どこ」に対してであれば，環境，人，組織や機関など，「だれ」に対してであれば当事者，介護者，支える人たち，地域全体などが考えられます．どこ（だれ）に対して活動を行うことがどういう成果につながるか，またより効率的，効果的になるかについて，よく考えてください．

課題によっては，特に地域の環境や人，組織などをターゲットにした場合，その計画はほかの課題の解決にもつながる場合があります．例えば，高齢者の見守りのためのボランティアの育成を計画した場合，育成したボランティアは高齢者の集いの運営にもかかわってくれるかもしれません．別の課題で計画した地域のネットワークは，高齢者の見守りにも活用できるでしょう．このように，課題は異なっていても，共通する解決方法や資源というものは意外に多くありますので，計画は課題同士の関連や計画の全体をみながら検討していくとよいでしょう．いずれも，取り組みへの投入量と効果を検討しながら，無理のない計画を考えます．

表 2-9　計画を考えるうえでのポイント

・地域診断で集めた情報を改めて見返してみる ・課題の種類から考える ・計画のターゲットをだれにするか決める ・課題や計画同士の関連を考え，計画全体も見ながら検討する

②どのような計画を立てるのか

計画を立てて実施していくためには，必要なものがあります．それは，人，モノ，カネです．人はマンパワー，モノは物品や設備，制度やサービス，カネは予算を指し，実際に行うためにはこれらを検討し，地域包括支援センターで実施可能な計画を立てる必要があります．地域包括支援センターだけで実施が難しい場合，どこと連携するのか，だれに依頼するのか，といったことも検討します．計画を実施するうえで，社会情勢やニーズを見極め，タイミングを合わせることも大事になります．なぜなら，社会情勢やニーズと一致するいうことは，その課題はすでに多くの人と共有されていると考えることができるからです．うまくタイミングが合えば，当事者や関係機関との合意形成がスムーズに進む，相手の主体的活動を引き出せる，協働体制が取りやすいなどのメリットがあり，計画の円滑な実施につながることが期待できます．計画はできるだけ具体的に，計画書を読めば実行できるくらいの内容が記載されていることが理想的です．**表 2-10** の具体的項目のポイントに沿って，詳細に考えてください．

表 2-10　具体的計画立案のためのポイント

何のために実施するのか（目的の明確化）
何を実施するのか（事業の的確性）
いつ実施するのか（実施開始・終了時期，時間）
どこで実施するか（実施場所・エリア，コミュニティ）
だれが実施するのか（実施主体，担当者の検討）
どのような内容で行うのか（事業の内容，具体的な手順，だれと一緒になど）
だれを対象に行うか（高齢者，介護者，地域住民）
実施の成果はどうか（評価の視点）
そのほか，必要な物品やコストなど

③評価指標を考える

計画の時点で，実施した結果をどのように評価するかについて検討します．行った活動を検証し，次の活動につなげていくためには評価が欠かせません．実施しようとしている活動はある目的を達成するために計画されたものですので，目的を達成できたかどうかをきちんと確認することが大切です．ただ，目標の達成はもちろん重要ですが，課題によってはなかなか成果が出にくいものもあります．目標は達成できなかったけれど，対象者の前向きな変化や態度の変化など，目標の達成以外にも望ましい効果が得られることもあります．このような成果を把握するために，評価の視点とどのように確認するかについて計画の実施前に考えておく必要があります．

プロセス（経過）評価，アウトプット（事業実施量）評価，アウトカム（結果）評価の評価指標を**表 2-11** に示します．それぞれの評価指標について，どのように測るのかを検討します．例えば，アンケートを実施する場合はアンケートの内容を検討する必要がありますし，意見を聞くならだれにどういう意見を聞くのかについて検討する必要があります．

（6）実施・評価し，次の計画につなげよう

実施は計画に沿って進めます．計画評価シート（19 頁）に，どのように実施したのか，結果が

表 2-11　計画の評価指標[5)]

○プロセス（経過）評価：目的や目標の達成に向けた実施プロセスや活動状況を評価する
　事前の情報収集やアセスメントの適切さ，目標の設定，対象者の選定，計画の実施状況（計画内容，実施方法や準備状況，人員配置や予算等）の適切さ，参加者からの評価がどうだったか
○アウトプット（事業実施量）評価：計画の実施状況を量的に評価する
　参加者数，実施頻度，参加率などの目標を達成できたか
○アウトカム（結果）評価：短期目標および長期目標の達成状況，期待した成果を評価する
　目標の達成状況，参加者の行動，意識，態度などの変化，地域に生じた変化（交流やほかの活動への波及など）がどうだったか

どうだったのかについて記載します．計画を変更した場合はその理由とどう変更したのかについても記載しておきましょう．事前に計画しておいた評価に関する情報収集もあわせて行います．実施状況の記録として，実施人数，時間，参加者の様子など，実施時の記録も忘れず取っておきましょう．

実施が終了したら，なるべく早く評価を行います．計画ごとに振り返りを行い，何ができていて何ができなかったかを明らかにします．

まず，短期目標の評価を行い，なぜそういう結果になったのかについて考えます．次年度に向けてよかった点は継続し，よくなかった点はどうするのかを検討します．次年度に向けてのことを考える場合，統計データや地域の情報は刻々と変化していますので，1 年に 1 回は必ず情報の更新を行い，次年度にどの課題に取り組んでいくかを考えます．

長期目標については，3 年間の 1 年目，2 年目については達成状況を確認します．達成状況によっては，計画を延長する必要があったり，計画を変更したりする必要があるかもしれません．そのための新たな情報収集が必要になることもあります．3 年間の最終年では評価を行います．新しい介護保険事業計画に基づき地域情報の更新を行い，再度アセスメント，課題の検討を行っていくことになります．これらの検討結果は，計画評価シートの下段の長期目標の達成状況の欄に記載します．

以上が地域診断のステップになります．このように，シートを用いてステップを踏んで地域診断を行っていくことで，地域包括支援センターの地域活動の PDCA サイクルを回していくことができます．その結果，活動のプロセス，内容，そして効果の見える化ができ，地域包括支援センター活動の質向上とともに，職員のやりがいや達成感につながります．

3 情報収集と分析の方法

1．データの集め方

（1）入手できるデータから集める

情報収集は，まず，すでに公開されている，また手元にあるなど，入手が可能な情報から集めていきましょう．インターネットには多くの統計情報や調査結果が公開されており，地域の人口構成，性・年齢別人口，世帯数，世帯構成，出生数や死亡数，生活状態など地域の人びとの暮らしや健康状況を示すデータが多くあります．地域包括支援センターのデータもあります．

これらから必要なデータを探し，効率よく集めていくためには，何のために情報を集めるのかという目的を明確にすることが重要です．ここでは，量的データと質的データの特徴と項目例，データ収集方法について説明します．

①量的データ

量的データは，人口や世帯数など，数字で表すことができるデータです．これらのデータの多くは国や都道府県，市町村のホームページに「統計データ集」，「統計指標」といった形で広く公開されています．

政府統計の総合窓口として，e-stat には，609 もの調査データが掲載されています[6]．そのなかの国勢調査は，日本に住んでいるすべての人および世帯を対象とする国の最も主要な統計調査で，国内の人口や世帯の実態を明らかにするため，5 年ごとに行われています．国勢調査では，都道府県別，市区町村別の人口統計のほか，国籍，就業状態や人の移動，世帯構造などについての調査が行われており，公開されています[7]．それよりも小さい町丁別の年齢別人口や世帯数については，それぞれの市町村のホームページに掲載されており，地域包括支援センターの圏域を詳細に見

表 3-1　e-stat による主な調査データ[6]

分野	主な調査
人口・世帯	国勢調査<人口静態統計（人口，性別，世帯，年齢区分，高齢世帯など），人口動態統計（出生，死亡など）>，生命表，国民生活基礎調査など
労働・賃金	労働力調査，就業構造基本調査，民間給与実態統計調査など
教育・文化・スポーツ・生活	社会生活基本調査，学校基本調査，学校教員統計調査，社会教育調査など
社会保障・衛生	学校保健統計調査，保健・医療・福祉施設調査，地域保健・健康増進事業報告，患者調査，社会保障費用統計，病院統計など
企業・家計・経済	国民経済計算，個人企業経済調査，経済センサス-基礎調査 経済センサス-活動調査，家計調査など
その他	住宅・土地統計調査，犯罪統計，道路の交通に関する統計，高齢者の健康，経済，生活や住宅に関する調査など

表 3-2　地域の人びとの健康状態を表す量的な指標

指標の種類	主な調査データ
人口動態	出生率，死亡率，平均余命など
死亡・疾病の状況	死因分類・死亡順位，受療状況・罹患率など
感染症の発生状況・予防接種状況	発生した感染症の種類，流行状況など
医療の状況	医療機関の数，診療科，在宅医療，訪問看護ステーション，薬局の数など
健康診査状況	特定健康診査，後期高齢者健診，がん検診など
障害者の状況	障害区分別手帳取得状況，公費負担医療申請，各種サービス利用者数・利用状況など
介護保険事業の状況	地域包括支援センター，要介護認定率，要介護・要支援高齢者数，基本チェックリスト結果の集計，各種事業参加者数，介護関連サービス利用状況など
救急車出動，事故の発生状況	件数や種類，原因など

ていく際に用いることができます．

そのほか，市町村や都道府県のホームページには，保健事業統計結果や意識調査結果などが掲載されています．神戸市の例では，町丁別の統計のほか，23 項目の調査結果が毎年更新されています[8)]．公営住宅の戸数や交通機関の輸送状況，自動車保有台数などもあります[9)]．

多くの統計データは，年ごと（1 月〜12 月），年度ごと（4 月〜3 月）に収集されているもの，一定の年ごとに収集されているものなどがあります．調査によって都道府県ごと，市町村ごと，町ごとに集計されているものがあります．データはできるだけ最新のものを収集するようにしますが，どの時期の調査なのかがわかるように明記しておきます．

そのほか，地域の人びとの健康状態を表す量的な指標を**表 3-2** にあげました．インターネットに掲載されていない指標があれば，必要に応じてセンターを管轄している市町村の担当者に相談してください．

②質的データ

人びとの健康や暮らしには，数字で測ることができない，見て，感じて，五感で得られるデータが多くあります．これらは質的データといい，例えば，人びとの思いや価値観，信念などです．**表 3-3** に地域包括支援センターの日々の活動から得られる質的データの例をあげました．日々の地域活動のなかで得られた高齢者や地域の人からの声や，地域包括支援センターへの相談内容など，さまざまな種類の情報がありますが，できるだけ自分の主観を交えずに，事実をとらえていくことが重要です．自分の先入観や感じ方の違いを意識して，中立の立場からデータを収集してください．

地域にある社会資源の種類について**表 3-4** に示します．社会資源は種類だけでなく，それぞれの機能やどう使うのかも重要なデータとなります．例えば，医療機関なら診療科，診察時間，立地なども診療にかかわる重要な情報として収集します．自治体の報告書，パンフレットやガイドブッ

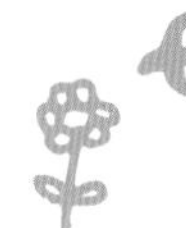

表 3-3 地域包括支援センターの活動から得られる質的なデータの例

暮らしぶり	高齢者の生活状況，住まい，食生活，仕事や一日の過ごし方，生活習慣，家族関係，近隣との関係，地域や友人との交流など
思い・信念・価値観	健康についての考え，暮らし方，家族への思い，今までの生き方や大切にしてきたことなど
意識・知識	健康や生活，社会情勢，社会資源などについての意識や知識の程度
将来の姿，目標や希望	これからの暮らしや健康についてどうしたいと思っているか，何かしたいことはあるか，希望はあるかなど
ソーシャルキャピタル	ソーシャルキャピタルとは，人に対する信頼感，互酬性の規範（お互いさまの精神），ネットワークのこと．ソーシャルキャピタルや地域の人のあいだの交流を含めたゆるやかなつながりが地域にあるかどうか

表 3-4 地域にある社会資源の例

保健・医療機関	行政の保健衛生部門，病院・診療所，薬局，訪問看護ステーション，健康増進施設（フィットネスクラブ）など
福祉機関・施設	行政福祉部門，地域包括支援センター，居宅介護事業所，福祉・介護施設，社会福祉協議会など
産業・労働	行政の産業部門，事業所，商工会，商店・商店街，スーパーマーケット，コンビニエンスストア，農協，労働基準監督署，ハローワークなど
教育機関・生涯学習施設	行政の社会教育部門，小・中・高校，大学，公民館，図書館，スポーツ施設，生涯教育講座，文化センターなど
地縁・地区組織	民生委員・児童委員，老人会，婦人会，ふれあいまちづくり委員，健康推進員，食生活改善推進員，消防団など
ボランティア組織	保健，医療，福祉に関するボランティアグループ
地域の安全	警察，消防・消防団，ライフライン（電気・ガス，上下水道）など
サークル，趣味の会	育児サークル，ウォーキンググループ，体操，ゲートボール，俳句，カラオケなどの会など
NPO・NGO 団体	介護，福祉にかかわる NPO・NGO 法人の団体，当事者団体など
職能団体	医師会，歯科医師会，看護協会，薬剤師会，栄養士会など

クなどにもさまざまな情報があります．

地域では量的データ，質的データ，ともに重要なデータであり，どちらのデータもバランスよく収集していくよう努めることが大切です．質的データを裏付ける量的データを集めたり，量的データを補強する材料として，生の声などの質的データを用いたりすることも効果的です．一見すると高齢者には関係ないと思われるデータもあとで役に立つことがよくありますので，必要ないと切り捨てずにストックしておきます．

（2）必要なデータを意図的に収集する

①地域を観察する

みなさんは，地域の様子をどのくらい説明できるでしょうか．毎日地域に出向き，地域とかかわっていても，説明できるほど観察できていないことに気づかされることも意外にあります．

地域包括支援センターの職員には，圏域に住んでいない人もいると思います．文化人類学では，その地域のよそ者であるからこそ，地域特有の文化や決まりごと，特徴に気づくことができるとされています．第三者として客観的に地域や地域の人たちを観察することが大切です．例えば高齢化率40%の地域といっても，その地域に実際に高齢者がどのくらいいるのか，40%がどういう状況なのかピンときませんが，実際にその地域で出会う人に高齢者が多いと，その高齢化率が高いということが実感できるでしょう．このように，数字や割合などの集計結果からはこぼれ落ちてしまうような意味の世界，見て理解できるもの，文化，慣習，生活などは，言葉で説明されるより実際に見聞きするほうがよくわかる，理解することができます．百聞は一見にしかずという言葉があるように，実際に地域で見聞きした情報は重要な質的データのひとつです．

自分で見て聞いて集めるデータ収集方法として「地区視診」[10)]があります．地区視診とはその言葉どおり，地区を目で見て診断することで，五感を働かせて地域を歩き，系統的に見聞きした情報を集める方法です．地区視診では**表3-5**のように，既存の情報では見つけにくい問題，例えば，地域独特の雰囲気，地理的状況，生活様式など15項目の情報を収集します．地区視診で得た情報は，「地区視診のガイドライン　記入シート」（巻末付録）に具体的に記入します．記入にあたっては，**表3-6**の留意事項を確認してください．記入後は，ひとつの質的データとして，地域情報シートに追加します．

②目的に応じた調査の実施

a インタビュー調査

インタビュー調査は，最も主要な質的データの収集方法です．個別インタビュー，グループインタビューのいずれも対面で言語的なやり取りによって行われます．インタビューの方法には，インフォーマルインタビューとフォーマルインタビューがあります．インフォーマルインタビューとは，支援や事業を行うなかで，ある行動や出来事のすぐあとで「いつもはどうしているのですか？」などと尋ねてみることです．フォーマルインタビューとは，質問したいことのリストをあらかじめ準備し，場を設定してまとまった時間，焦点を絞った質問をすることです．インタビュー調査を計画するときは，あらかじめインタビューの目的を明確にしておく必要があります．その目的に沿って，対象者や質問を考えます．

インタビューの対象者は，その地域の高齢者をよく知る人たちと，当事者であるその地域の高齢者に分かれます．インタビュアーは，対象者に目的である現象を詳細に質問したり，具体的な行動や出来事の特徴，特定の経験などを尋ねたりします．質問は最小限にして，できるだけ自由に答えてもらうとよいでしょう．さまざまな人に積極的に聞いてください．

インタビュー調査の際，いくつか注意することがあります．

特にグループインタビューの場合は，どういう人が話したのか，また多数の意見なのかがわかりにくくなりますので，きちんと記録してください．

表 3-5　地区視診のガイドライン

項　目	項目の内容
家屋と街並み	家屋・屋内・集落の様子，家屋の素材や建築方法，古さ，一般状態，周囲の家々の状況，街並みの様子，においや音，住宅の密度，どういう地域か，どのような人が住んでいるか
広場や空き地の様子	田畑・公園・空き地などの広さと質，そこにあるもの，持ち主，使用者，使用状況，空間の印象を中心に
境界	地理的境界，感覚的境界，区域の境界線（自然のもの，経済的なもの，物理的なものかなど），境界を表すものがあるか，境界らしい雰囲気や印象の有無
集う人びとと場所	集う場所・時間・集団の種類とその印象 人びとが集まっている場所とその集団の特徴，集まって何をしているのか，目的は何か，時間や閉鎖性はどうか
交通事情と公共交通機関	車や道路の状況，混雑状況，信号・横断歩道・踏切の有無と様子，公共交通機関の種類，利便性，主な利用者，経路，時刻表など
社会サービス機関	社会サービス機関の種類，機関の目的，利用状況，建物の様子，どのような人が利用しているか，具体的に何が行われているか
医療施設	医療機関の種類と規模，診療科名，特徴，建物の様子，地区との密着度，立地場所，開業時間，休日など
店・露店	住民の買い物場所，店・商店街の種類や特徴，利用者の特徴，店までの交通，露店の有無と種類，利用している人やその状況
街を歩く人びとと動物	集まっているのではなく周囲にいる人や動物のこと，どのような人がいるか，格好や印象，その地域でどのような人を見かけるか，時間帯や行き交う人びとの特徴や印象
地区の活気と住民自治	地域の発展・衰退の状況と住民自治組織の活動状況 活気があるか，自治会の活動を示す看板・掲示板・ポスター・チラシの有無，ごみ・ごみ置き場の様子，地域の清潔さ，清掃状況，環境美化など
地域性と郷土色	人種や民族性を表すものがあるか，その地域を特徴づける産業，特産物，祭り，観光地，地区独特の文化，郷土色，地域性など
信仰と宗教	寺社や墓地，住民の信仰や宗教の特徴 信仰や宗教に関連した施設，建物，その地域独特のものがあるかなど
人びとの健康状況を表すもの	住民の健康状況を表すものがあるか 自然災害や交通事故の発生，伝染性疾患・風土病などの疾患の有無，医療機関までの距離と利便性，健康に影響しそうな環境的リスクの有無など
政治に関するもの	住民の政治への関心や議員に関すること 政党や政治，議員に関する事務所，ポスター，看板，地区に政治の有力者がいるか，住民の政治への関心
メディアと出版物	住民が主に利用している新聞・雑誌・タウン誌・メディア，ケーブルテレビの有無，それらの特徴や住民への浸透度

（金川克子，田高悦子 編：地域看護診断．第 2 版，東京大学出版会，2011，p. 42．より）

表 3-6　地区視診を行ううえで留意すること

- あらかじめ地区視診を行う地域を選定し，コースマップなどを用意しておく
- 実施した日時，天気などを記載しておく
- 地区視診のガイドラインを見ながら，観察内容を記入シートにメモしていく
- できるだけ徒歩で行う
- 適宜写真も活用する
- いつも通らない道や側道，店にも入ってみる

表 3-7　インタビュー対象者の例

- 地域や高齢者のことをよく知っている人びと
  民生委員，関係機関職員，保健師，食生活改善推進員，自治会・老人会役員など
- 地域で暮らす高齢者
  サロンの利用者，介護予防事業参加者，訪問対象者，老人会メンバーなど

インタビューの目的があいまいだと内容が分散し，語られた内容の焦点化が難しくなってしまうため，しっかり目的を念頭において行ってください．インタビューの対象者にも最初にしっかり伝えます．

聞いたこと（事実）はそのまま記録してください．自分の解釈や言葉で記録してしまうと，データの客観性が保てなくなり，信憑性が下がってしまいます．そのままの言葉で記録して，自分が考えたこと（アセスメント）とは一緒にしないように心がけてください．

b 質問紙などの調査

既存の統計資料では不足しているか，さらに明らかにしたいデータがある場合は，改めてアンケートなどの調査を行います．調査を行う場合は，何を目的とした調査なのかを明確にし，目的に沿った対象や調査の範囲，調査項目を考えます．

例えば，地域の高齢者の外出状況を調査する場合，本来はその地域全員の高齢者に対して調査を行う必要があります．しかし，実際には人数が多すぎて難しいため，そのなかから一部の高齢者を抽出し，その人たちに調査を行うことになります．調査対象となるもとの集団を母集団，母集団を代表するような調査対象者を描出することを標本描出（サンプリング）といいます[11)]．標本描出を行う場合は，できるだけ一定の方法で偏りのない対象者を抽出することが重要です．

表 3-8　アンケート調査を計画する際のポイント

- 調査目的に合う母集団はどれか，そこから母集団を代表する標本をどう抽出するか考える
- 答えを誘導するような質問をしない（例：○イベントはどうでしたか？　×イベントに参加してよかったですか？）
- 回答の選択肢はひとつ，もしくは当てはまるものすべてか，自由記載かを決める
- 集計結果を比較するときは母集団を揃える

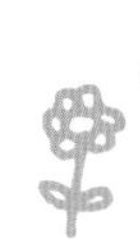

2．データ分析の方法

ここでは，地域の状態をタイムリーに把握し，遅延なく質の高い地域活動を行うために，得たデータをどのように扱い，読み解くかを考えます．みなさんが日々の活動を通して，普段から手にしているデータをより生かす方法について，一緒に考えていきましょう．

1）量的データの分析方法

（1）比較してみよう

地域を分析する際に基盤となるのは，人口・世帯数に関するデータです．人口規模や年齢構成，人口の推移を把握することは，地域内における資源の過不足の判断と，今後さらに必要な資源の創出を検討するための基本情報となります．

しかし，データは集めただけでは，その数値が「多い・高い」のか「少ない・低い」のか，または「多くなりつつある・高くなりつつある」のか「少なくなりつつある・低くなりつつある」といった判断がつきません．データを用いて何らかの判断材料にするには，対照（基準）と比較することが重要です．

自分が担当している地域がどの程度の人口規模であるかを判断するには，同じような特徴をもつほかの地域や，担当している地域を含む市町村，都道府県，全国のデータと比較することが必要となります．

表やグラフを作成するとその結果を見やすく，そしてコンパクトに示すことができます．

表 3-9 は，全国の 100 万人以上の都市別人口を一覧にしたものです．数字で表記するこのスタイルは，左に順位を付け，多い順に並べることにより，それぞれの地域の規模が具体的に把握できること，また細かな数値を読み取ることができます．

さらに，数値そのものを用いるメリットを生かし，割合を算出することでほかとの比較が容易になります．

2018 年の全国の高齢化率を例に見てみると，全国の高齢化率は 28.1%，最も高齢化率が高い県は秋田県の 36.4%，最も低い県は沖縄県の 21.6%でした．65 歳以上人口は，秋田県が 35 万

表 3-9　都市別人口（平成 29 年）（人口 100 万人以上）

順位	市（区）	人口（単位：人）	順位	市（区）	人口（単位：人）
1	東京都特別区部	9,302,962	7	福岡市	1,514,924
2	横浜市	3,735,843	8	川崎市	1,474,167
3	大阪市	2,691,425	9	京都市	1,418,340
4	名古屋市	2,279,194	10	さいたま市	1,281,414
5	札幌市	1,947,494	11	広島市	1,193,857
6	神戸市	1,546,255	12	仙台市	1,058,517

（e-Stat 政府統計の総合窓口・総務省「第 68 回 日本統計年鑑 平成 31 年」）

3 千人，沖縄県が 31 万 3 千人とそれほど差があるわけではないのですが，高齢化率はかなり異なっていることがわかります．高齢化率が「高い」か「低い」かを判断するには，全国の高齢化率と比較するなど，2 群間の数値を比較することで可能となります．

割合を比較するときのポイントは，「母集団」です．比較するデータは同じ母集団でなくてはなりません．例えば，自分の担当する地域の地域包括支援センターの認知度を測るには，実際の相談件数を地域の全高齢者人口で割ります（母集団は，地域の全高齢者人口になります）．地域包括支援センターの圏域での認知度を測るには，実際の相談件数を圏域の全高齢者人口で割ります（母集団は，圏域の全高齢者人口になります）．

表 3-10　高齢化率の地域別比較（2018 年）

	総人口（千人）	65 歳以上人口（千人）	高齢化率（%）
全国	126,440	35,580	28.1
秋田県	981	357	36.4
沖縄県	1,448	313	21.6

（内閣府：令和元年版高齢社会白書（2018 年）

以下に，地域包括支援センターの活動基盤となりうる項目をあげてみました．手元にあるデータを用いて，実際に計算してみましょう．各項目を年度ごとに計算すると，これまでの推移と地域活動や介入による活動評価の実施ができます．過去の動向が把握できると今後の推移の予測が可能となるで，活動の方向性をより具体的に検討できます．

自分の地域包括支援センターの活動状況を数値で確認してみましょう

内容	算出方法
相談の場所としての認知度	相談実人数/地域の全高齢者人口
1 人当たりの平均相談回数（相談のリピート率）	相談実人数/地域の全相談件数
相談方法・内容，相談時間の傾向	電話・来所・訪問・その他/地域の全相談件数 相談の種類別/地域の全相談件数 時間外対応/地域の全相談件数
1 人当たりのマネジメント件数（介護予防活動評価）	要支援者マネジメント相談実人数/地域の全要支援者数
認定申請状況（認定率）	認定申請実人数/地域の全高齢者数
高齢者虐待状況，相談状況	高齢者虐待件数/地域の全高齢者数 高齢者虐待相談件数/地域の全相談件数
地域見守り推進の状況	小地域見守り連絡会参加者人数/地域の全高齢者数 コミュニティサポート事業参加人数/地域の全高齢者数 ICT 見守り利用者数/地域の全訪問世帯数

（2）グラフにしてみよう

「表」は，細かな数値が確認できるメリットがありますが，地域住民や多職種との会議の際には，視覚的に訴えられるグラフの活用をお勧めします．データや結果を図形に変換したグラフは，こちらが伝えたい内容を短時間で伝達でき，重要なポイントを相手にわかりやすく印象づけることができます．より的確に結果を伝えるためには，目的に応じて適切にグラフの形式を選択することが必要です．

グラフの特徴を知り，必要に応じて使い分けることができると，説得力のあるプレゼンテーションにつながります．

表 3-11　グラフの種類と特徴

種類	特徴	作成のポイント
棒グラフ	棒の高さで，数値の大小を比較する．項目別の数値の比較に適している．	・全都道府県データの場合，北から順に並べる． ・質問への回答結果の場合，質問した項目と同じ順に揃える．
折れ線グラフ	数値の増減の変化をみる．時間の経過などによるデータの推移が表現できる．	複数のデータをひとつのグラフに重ねる場合，線（項目）の区別がつくよう，破線や色分けを用いて工夫する．
帯グラフ	構成比を比較するのに適している．（全体は 100%）	・構成比をみるため，棒はすべて同じ長さにする． ・並べる項目の順番は同じに揃える．
円グラフ	全体のなかでの各項目の構成比を示すことができ，項目間の割合の比較などに使用される．（全体は 100%）	・合計が 100%になるようにする． ・データは右回りに大きい順に並べる． ・「その他」は大きい場合でも最後に示す．

①棒グラフ

棒グラフは，縦軸に数値を表します．数値が，棒の高低で表されるので，大小（高低）の比較に適しています．**表 3-9** をグラフにしてみると，東京都特別区部の人口が群を抜いて多いことが一目でわかります（**図 3-1**）．

2 時点の比較も容易にできますので，過去（ある時点）と現在の状況を比較する際には，とても役に立ちます．**図 3-2** では，「1950 年と 2015 年の人口（都道府県別）」を棒グラフにしました．**表 3-12** では，数値が細かに読み取れますが，グラフにすると神奈川県の増加が一番大きいことが一目でわかります．

時間軸での比較のみではなく，異なる集団を比較できます．**図 3-3** では，男女の差を比較することで，性別による特徴を表すことができます．

棒グラフは，縦と横のスタイルがありますので，場所や対象者といったプレゼンテーションの状況によって工夫しましょう．

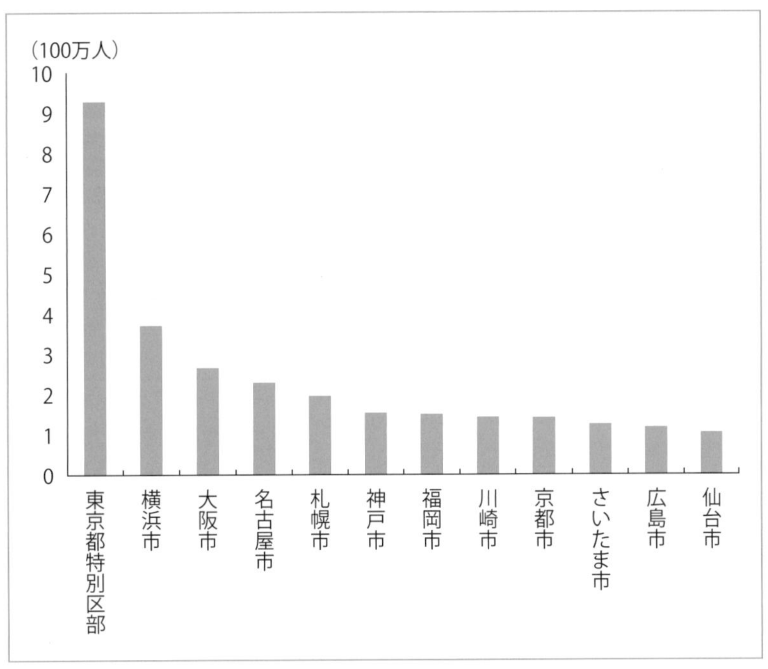

図 3-1　都市別人口（2017 年）（人口 100 万人以上）

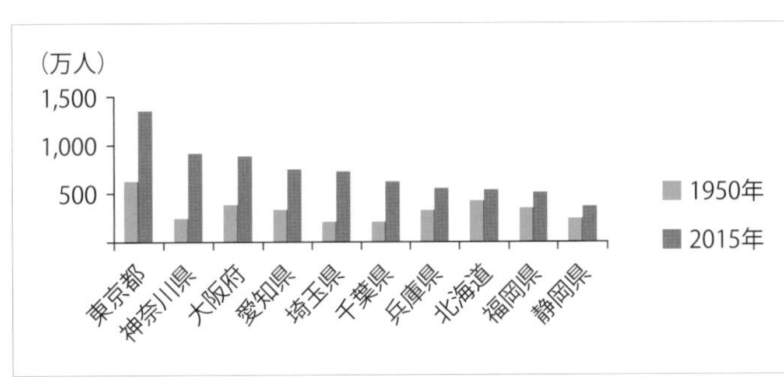

図 3-2　1950 年と 2015 年の人口（都道府県別）

表 3-12　1950 年と 2015 年の人口（都道府県別）

2015 年の人口順位	地域	(単位：人)		2015 年の人口順位	地域	(単位：人)	
		1950 年	2015 年			1950 年	2015 年
1	東京都	6,277,500	13,513,734	6	千葉県	2,139,037	6,224,027
2	神奈川県	2,487,665	9,127,323	7	兵庫県	3,309,935	5,536,989
3	大阪府	3,857,047	8,838,908	8	北海道	4,295,567	5,383,579
4	愛知県	3,390,585	7,484,094	9	福岡県	3,530,169	5,102,871
5	埼玉県	2,146,445	7,261,271	10	静岡県	2,471,472	3,701,181

（e-Stat 政府統計の総合窓口・総務省「第 68 回 日本統計年鑑 平成 31 年」）

表 3-13 歩数の平均値（性・年齢階級別）

年齢	男性	女性
20〜29 歳	7,904	6,711
30〜39 歳	7,884	6,543
40〜49 歳	7,662	6,856
50〜59 歳	7,670	6,857
60〜69 歳	6,744	5,841
70 歳以上	5,219	4,368

（e-Stat 政府統計の総合窓口・平成 29 年国民健康・栄養調査）

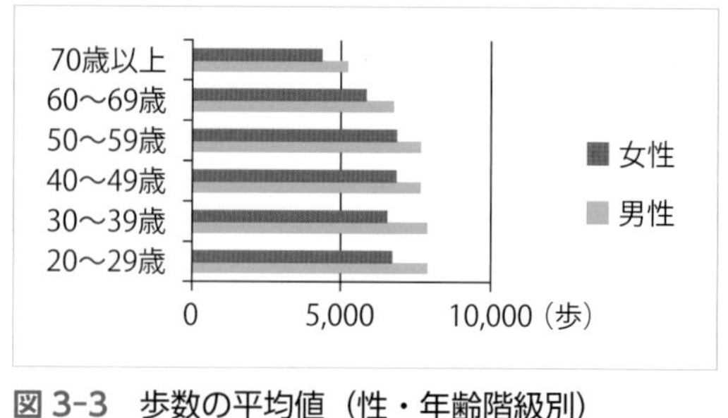

図 3-3 歩数の平均値（性・年齢階級別）
（e-Stat 政府統計の総合窓口・平成 29 年国民健康・栄養調査）

表 3-14 1965 年から 2016 年の 65 歳以上人口の推移

年	65 歳以上人口（単位：1,000 人）
1965 年	6,236
1970 年	7,393
1975 年	8,865
1980 年	10,647
1985 年	12,468
1990 年	14,895
1995 年	18,261
2000 年	22,005
2005 年	25,672
2010 年	29,246
2015 年	33,465

（e-Stat 政府統計の総合窓口・「国勢調査結果」（総務省統計局），「平成 27 年国勢調査 人口速報集計結果」）

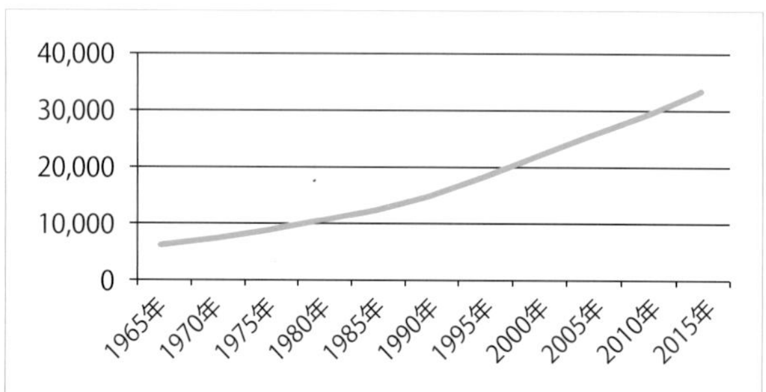

図 3-4 1965 年から 2016 年の 65 歳以上人口の推移
（e-Stat 政府統計の総合窓口・「国勢調査結果」（総務省統計局），「平成 27 年国勢調査 人口速報集計結果」）

②折れ線グラフ

折れ線グラフは，横軸に年や月といった時間をとり，縦軸には数値を表し，得られたデータを折れ線で結んだグラフです．折れ線が右上がりであれば，その期間は数値が増加（もしくは上昇）していることを示し，右下がりなら減少（もしくは下降）していることを読み取ることができます．推移の程度を折れ線の勾配で表すことができますので，時間の経過によって，どのように変動してきたかを把握する際に便利な形式です．

図 3-4 では，日々の地域活動の基盤となる「65 歳以上人口」をグラフにしました．このグラフでは，人口が右上がりで増加しています．時系列でデータを見ることは，今後を予測し，地域活動

表 3-15　血圧の状況（年齢階級，日本高血圧学会による血圧の分類別人数）

	至適血圧	正常血圧	正常高値血圧	Ⅰ度高血圧	Ⅱ度高血圧	Ⅲ度高血圧
20-29 歳	93	29	8	3	1	1
30-39 歳	157	49	32	18	3	0
40-49 歳	166	98	56	64	10	6
50-59 歳	114	102	94	91	31	8
60-69 歳	98	128	194	249	71	18
70 歳以上	87	185	288	409	130	27

（e-Stat 政府統計の総合窓口・平成 29 年国民健康・栄養調査）

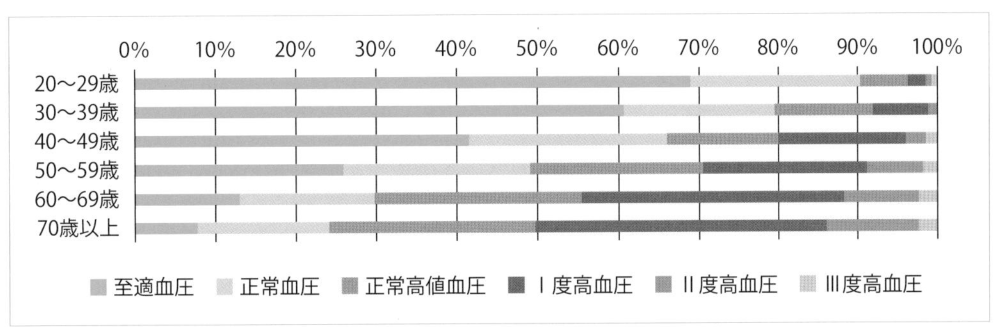

図 3-5　血圧の状況（年齢階級，日本高血圧学会による血圧の分類別割合）

（e-Stat 政府統計の総合窓口・平成 29 年国民健康・栄養調査）

の方向性を検討するうえで重要です．今後の活動の規模や回数の調整，地域内の資源の確保や支援のあり方を検討する材料のひとつとなります．

③帯グラフ

帯グラフは，長さを揃えた棒を順に並べ，それぞれの棒の中の構成比を示したものです．構成比が一目瞭然で把握できるため，構成比を比較したいときにはとても便利な形式です．帯グラフは，構成比の時間の経過による変化や，集団別の違いを明確に示すことができ，説得力のある資料となります．

図 3-5 では，高血圧の人が，年齢別でどのように異なっているかを見てみましょう．20 歳代では「至適血圧」の人の割合が全体の 70％近くあったのに，年齢を増すごとに低下を続け，70 歳では 10％を切ることがわかります．逆に「Ⅰ度高血圧・Ⅱ度高血圧・Ⅲ度高血圧」を合わせた人の割合は，年齢が上がるにつれ増加していることがわかります．

疾病によって年齢による有病率は異なりますが，例えば年齢が上がると有病率が上がるのであれば，若年の時期に予防的なかかわりが可能な場合もあります．介護予防を考える際にも，各年齢別の有病率とその割合を見ることは，大切な視点となります．地域住民に地域の疾病の状況や年代別の推移を示すことは，地域の特徴を広く伝え，予防活動につなげるためのひとつの有用な手法となります．

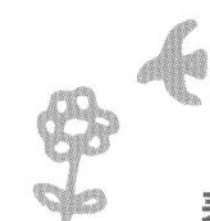

表 3-16　高齢者世帯の世帯主の仕事（勤めか自営かの別）

勤めか自営かの別	世帯数（千世帯）
一般常雇者	1252
自営業主	1144
契約の雇用者	584
会社・団体などの役員	369
家族従業者	95
その他	209

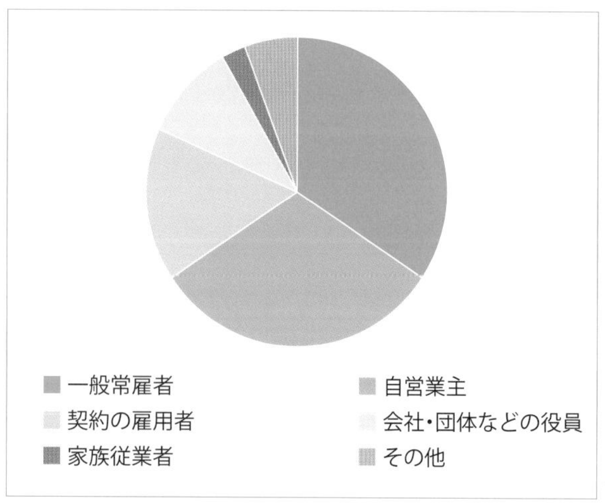

図 3-6　高齢者世帯の世帯主の仕事（勤めか自営かの別）
（e-Stat 政府統計の総合窓口・平成 30 年国民生活基礎調査）

④円グラフ

円グラフは全体を 100％として，各項目の構成比を扇形で示すグラフです．扇形の面積の違いにより，比率の大小がわかります．円グラフは，グラフ自体の面積が広く，視覚的にも見やすく，一目で構成比がわかるグラフです．一方，グラフの形の特徴から紙面を占める面積が大きくなりがちであることと，円グラフを複数並べた際には，それぞれの構成比の違いや変化がわかりにくい面があります．

図 3-6 では，高齢者世帯の世帯主の仕事の割合をみていきましょう．円グラフにすると，どの項目が多くの割合を占めるかが，明瞭にわかります．割合を比較するという点では，前述した帯グラフと同じですが，円グラフは帯グラフに比べると構成比がわかりやすいスタイルです．

前述した「自分の地域の状況を予測してみましょう」のうち，「相談方法・内容，相談時間の傾向」や「電話・来所・訪問」「相談の種類別」の区分は，円グラフにすると傾向を把握しやすく，各地域包括支援センターの活動状況を示しやすくなるかもしれません．しかし，年度ごとや経年の傾向を見るためには，帯グラフを使用するほうが目的に沿ったグラフとなりますので，適切なグラフを選択をしましょう．

2）質的データの分析方法

（1）カテゴリにまとめてみよう

①対象となる情報

表 3-17 のような情報が対象となります．情報量については特に制限はありませんが，情報量が少なすぎると分析が困難になることがあります．情報の数（例えば，インタビューの件数など）は特に決まりはありませんので，1 件（回）で得られた情報でも，10 件（回）で得られた情報でも分析対象となります．

表 3-17　対象となる情報

・日常業務や地域活動のなかで行ったインタビュー，ヒアリング，聞き取りなどから得られた文字情報（1～複数件のインタビューなどが幅広く対象となる）
・相談業務の内容（1～複数件の相談が幅広く対象となる）
・会議やミーティングでのやり取り（1～複数回の会議などが幅広く対象となる）
・そのほかのさまざまな機会で生じたコミュニケーションや文書などの情報

②情報をまとめる方法

a 情報を文字へ

インタビューなどで得られた情報はそのまま文字にします（要約したりしない）．ワードファイルにしてパソコンで操作できる状態にしておくと今後の分析がしやすくなります．

b 文字にした文章（文字起こしをした文章）を読み込む

まずは文字起こしをした文章を読み込みます．繰り返し読んでいくと全体としてどのようなことが記載されているのかが少しずつ見えてきます．特に注意してほしい点が，類似点と相違点です．複数の住民へのヒアリングだと，同じ意見（類似）がたくさんある，それと反対の意見（相違）も少数だけどある，とわかってきます．このときに，どういう種類の情報があるのかを自分なりに大雑把でもよいのでメモしておきます（この作業があとの分析で役に立ちます）．

c まとめる視点を決める（カテゴリ名をつける）

類似点と相違点に注目しながら，情報をまとめる視点（カテゴリ名をつける視点）を考えます．まとめる方法は自由ですが，参考に 3 パターンの例を紹介します．

表 3-18 は，地域診断の研修を受けた参加者の反応をまとめたものです．アンケートの記載内容を読み込んでいくと，参加者は「気づけたこと」，「理解できたこと」，「研修でよかったこと」について意見をしていることがわかりました．そのため，カテゴリを「気づけたこと」，「理解できたこと」，「研修でよかったこと」としました．

表 3-18　地域診断の研修を受けた参加者の反応

カテゴリ	アンケートの意見
気づけたこと	・課題がセンターの課題になっていること ・目的をもってデータを収集すること ・根拠となるデータの必要性・重要性 ・住民主体の課題を考えることの大切さ
理解できたこと	・データ収集方法 ・具体的な目標設定 ・相手に理解してもらうための方法 ・地域へのかかわり方
研修でよかったこと	・事例を通して地域のかかわり方について学べたこと ・ほかのセンターの発表を聞けたこと ・ほかのセンターの情報収集方法や地域特性が知ることができたこと

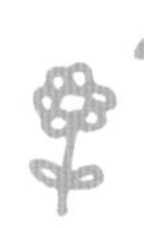

表 3-19　コメントのまとめ

	2019 年度	2018 年度
うまくできている点	・全国・市・地域のデータ記載との比較がある. ・複数データをグラフにして，わかりやすい工夫がされている. ・データが横断的・縦断的に比較されている. ・アセスメントに住民の意見が含まれている. ・アセスメント欄には考察も含まれている. ・人口動態の記述は地域ごとに分析されている.	・環境面のデータは，写真を貼り付ける工夫がみられる. ・グラフが適切に用いられており，わかりやすい. ・地域ごとのデータを収集し，整理して表示している.
改善が必要な点	・（収集した）情報が絶対的に少ない. ・現状とアセスメントが混在している. ・アセスメントに書かれている内容が，現状に根拠となるデータがないことが多い. ・地域包括支援センター内で内容が共有されておらず，（圏域内の地域によって）書き方に差がある.	・アセスメントとデータが別でつながっていない. ・アセスメント欄のほとんどの記載は，現状欄に記載されていない内容と同じ. ・客観的なデータは現状欄に記載されているが，地域包括支援センター職員が知っている情報はアセスメント欄に記載されている.

表 3-19 は，同様の地域診断の評価に関するアンケート結果をカテゴリにまとめたものです．カテゴリをつける手順としてアンケート結果に記述されている内容をまずはワードファイルに入力しました．入力したデータを何度も読んでいくと，うまくできていると評価している意見と改善が必要と指摘している意見の 2 通りの内容に大きく分かれていることがわかりました．そのため，カテゴリを「うまくできている点」と「改善が必要な点」にしました．その後，2018 年度と 2019 年度の情報を比較するため，両年度の情報を並列に記載しました．

表 3-20 は，地域診断のデータ整理についてのインタビューをまとめたものです．文字起こしを行うと，「目標設定の具体性・抽象性の程度がわからない」「目標設定が長いため，活動につなげる自信がない」「データ入力や活用方法がセンター間で異なる」「統計をとりやすいように，日頃からデータを分類している」「どのようにデータ収集をすればよいか」といったカテゴリに分けられました．それらのカテゴリを何度か読むと，さらに「目標の設定」と「データ収集・分析」の 2 つに分かれることがわかりました．このように 2 段階でカテゴリにまとめる方法もあります．

d カテゴリにまとめた後の確認

表にまとめたものを，再度確認します．この作業は，分析を行った担当者 1 名ではなく，できれば複数名で行うと効果的です．

例えば，**表 3-19** のアンケートの意見を再度読んでみて，カテゴリ名と合っているか（説明がつくか）確認します．「おかしいな」「違うカテゴリ名のほうがよいかな」ということがあればカテゴリ名を修正します．この作業を何度か繰り返し，担当者全員が納得すればこの作業が終了になります．

表 3-20　地域診断のデータ整理

項目	課題	課題に関するセンターの意見
目標の設定	目標設定の具体性・抽象性の程度がわからない	・短期目標を設定するにあたり，もっと具体的な数値を入れたほうがよいか ・短期目標を具体的にするという部分が難しい ・曖昧になりやすい長期目標をどのように記載したらよいか
	目標設定が長いため，活動につなげる自信がない	・次年度には目標を変更したいことになるかもしれないので，3 年間の計画を立てるということに不安がある ・現在地域にはこのような課題があるからということで 1 年間の計画を立案していたが，3 年間となるとどう設定していけばよいのか
データ収集・分析	データ入力や活用方法が地域包括支援センター間で異なる	・やり方はそれぞれの地域包括支援センターによって異なると感じる ・地域診断の活用方法や共有できる場があればよい
	統計をとりやすいように，日頃からデータを分類しているどのようにデータ収集をすればよいか	・随時，相談事を分類・記号化し，すぐに統計しやすいように工夫している ・全戸アンケートを実施したが，返却がなかった分の住民の声を反映できていないと感じる．このような方法で地域全体の声を反映できているのか ・主観的なデータが多くなっているので，どのようにしたら客観的なデータを収集できるのか

e まとめた情報の活用へ

多くの眠っている文字情報（質的情報）が地域包括支援センター内にあるかもしれません．また，地域に出向けば毎日文字情報を得ることができます．できればどのような情報（文字情報）が必要かという目的をもったうえで，情報を収集してください．その情報をカテゴリにまとめて地域診断のアセスメントや地域ケア会議などに活用してください．カテゴリにまとめることで，職員間で理解しやすくなるだけでなく，住民への説明でも効果を発揮できます．住民や職員の声，日常業務のあらゆる情報をカテゴリにまとめて，業務に反映させていきましょう．

（2）マッピングしてみよう

地域のなかにある施設の位置，距離などを示すにはマッピングが有用です．地図上に地域内の医療機関や集会所などの社会資源の位置を示すと，どこに何があるか，その数はどの程度あるかといった具体的な情報がわかり，社会資源の使いやすさが想像できます．

例えば，各地点の距離が近くても，そのあいだには大きな道路が通っていて，高齢者にとっては移動がたいへんそうだといったこともわかります．

図 3-7 では，医療機関が駅前に集中していることがわかります．交通機関などを記すことで，どの地点からどの程度の時間がかかるのか，対象者がそれらを利用する際の利便性を把握できます．

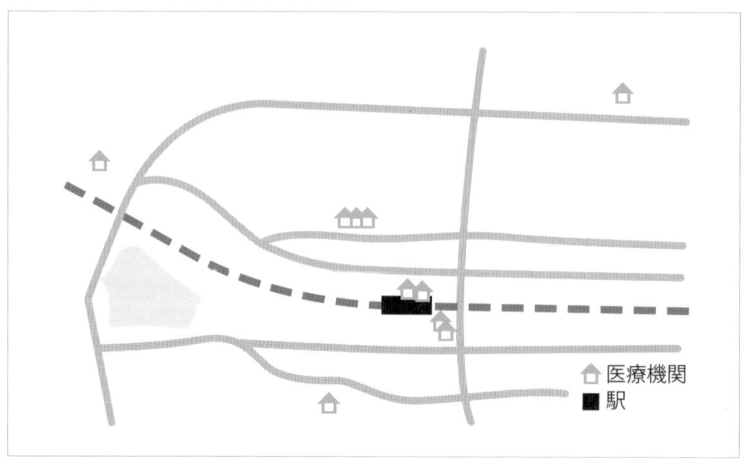

図 3-7　地域の医療機関の位置

データを地図上に表すことで，地理的な特徴や実際の距離がわかります．一般的に用いられている表計算ソフトのエクセル（Microsoft Excel）は，入力しているデータを地図上に表示するマップ機能があります．地図上に示すことで，データの大きさと，その分布をより見やすく提示できます．**図 3-8** は，都道府県別の人口を全国地図に合わせて表記してみました．首都圏と大阪近辺に人口が集中していることがわかります．

みなさんの地域包括支援センターが管轄する地域の高齢者人口や高齢者世帯，要支援者数などを地図上に示すと，地理的な特徴と社会資源をあわせて見ることができます．

表 3-21　都道府県別人口（2015 年）

都道府県	人口	都道府県	人口	都道府県	人口	都道府県	人口
北海道	5,382	東京	13,515	滋賀	1,413	香川	976
青森	1,308	神奈川	9,126	京都	2,610	愛媛	1,385
岩手	1,280	新潟	2,304	大阪	8,839	高知	728
宮城	2,334	富山	1,066	兵庫	5,535	福岡	5,102
秋田	1,023	石川	1,154	奈良	1,364	佐賀	833
山形	1,124	福井	787	和歌山	964	長崎	1,377
福島	1,914	山梨	835	鳥取	573	熊本	1,786
茨城	2,917	長野	2,099	島根	694	大分	1,166
栃木	1,974	岐阜	2,032	岡山	1,922	宮崎	1,104
群馬	1,973	静岡	3,700	広島	2,844	鹿児島	1,648
埼玉	7,267	愛知	7,483	山口	1,405	沖縄	1,434
千葉	6,223	三重	1,816	徳島	756		

（総務省統計局：日本の統計 2019）

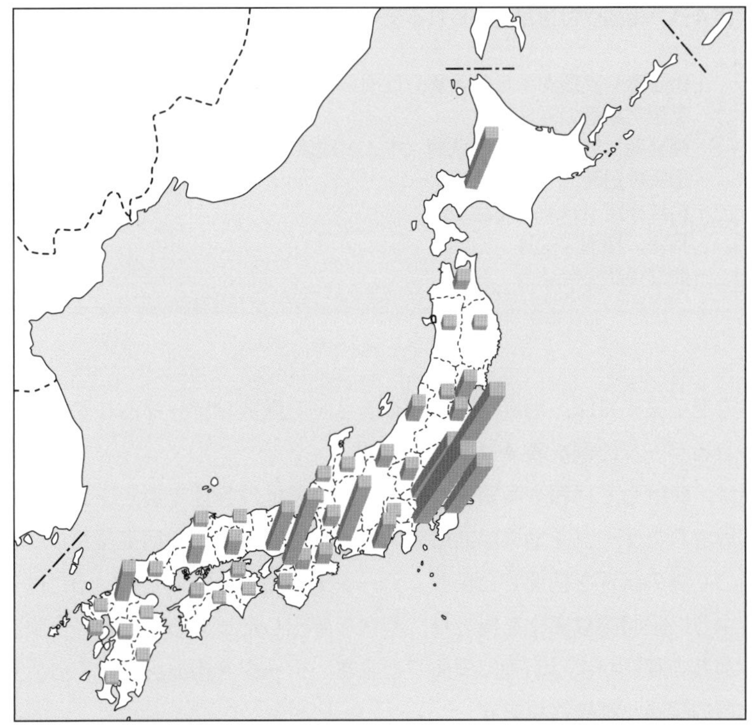

図 3-8　都道府県別人口（2015 年）　（統計局：日本の統計 2019）

データを地図上に示すことで，地域ごとの特徴がより鮮明に見えること，それらの結果を地域住民と共有することによって，改めて地域住民の生活や課題が見えてくることもあるでしょう．

グラフだけでなく，地図を用いることで，生活基盤となる地域の特徴と合わせてデータを見ることができ，より具体的な現状の把握と課題の抽出が可能となります．

4　地域包括支援センターで収集できるデータと計画的調査

地域包括支援センターでは，通常業務として位置づけられる相談や事業の実施のなかで，多くの貴重なデータを収集できます．また，計画的にインタビューやアンケートを実施することで，地域に根差して活動する地域包括支援センターならではの地域の声や意見を収集できます．

1）相談や事業の実施など通常業務を通してデータを収集する方法

（1）地域包括支援センター内資料の分析～相談受付票や月報の活用～

地域包括支援センターが地域に周知されるにつれ，高齢者やその家族，または地域の人びとから相談を受ける機会も多いのではないでしょうか．１ケース１ケースの相談も，積み重ねることで地域の傾向を示すデータとなり，地域を知るための重要な手がかりになります．相談を受ける際に使用する相談受付票や毎月の業務内容を取りまとめる月報，年度ごとに行う実績報告は，その内容

表 4-1　相談受付票から得られるデータの例

・相談者や支援対象者の年齢や性別などの基本的属性に関する項目
・支援対象者の居住地域
・相談者と支援対象者の続柄（本人・親族・近隣住民など）
・相談の日時
・相談経路（来所・電話）
・相談の種別や内容
・要介護認定見込み

やデータの取り方を工夫すれば，地域診断を進めるうえで重要なデータとして活用できます．相談受付票から得られるデータの例を**表 4-1** に示します．

これらの項目は，集計して月報や実績報告として用いる地域包括支援センターも多いのではないでしょうか．集計されたデータを地域診断に活用することで，地域包括支援センターが受ける相談の特徴や高齢者の心身の状況を把握できます．データそのものを単体で用いるだけでなく，月次推移や年次推移のように経時的な変化を見たり，割合を算出したりすることで，多少を比較することが可能になり，地域の課題がより明確に見えてきます．データを組み合わせて分析するなどの工夫をすることで地域の課題が精錬されます．

＜分析の具体例 1．地域包括支援センターへの相談について，内容別の年次推移を分析（**図 4-1**）**＞**

用いるデータ：過去 5 年間の相談の種別

用いるグラフ：折れ線グラフ

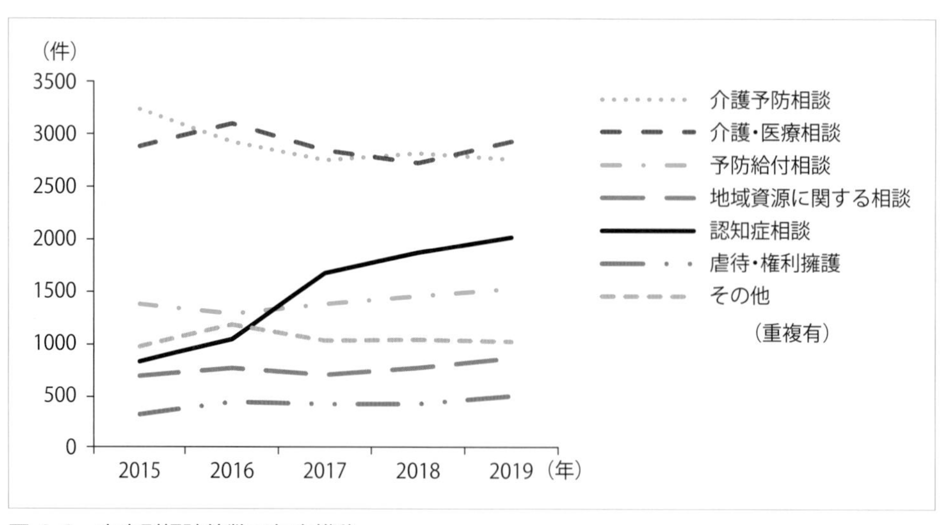

図 4-1　内容別相談件数の年次推移

分析のポイント：年度ごとの実績報告に用いている総合相談支援事業における内容別相談件数について，各相談件数の直近 5 年間の年次推移を見てみましょう．内容別相談件数を単年で比較すると，毎年介護予防に関する相談が上位を占めています．しかし，各相談内容の件数がどのように変化しているかを比較してみると，介護予防相談や介護・医療相談が微増減で推移しているのに比べて，認知症相談が急増していることがわかります．件数としては介護予防相談や介護・医療相談が依然として多いものの，ここ5年で認知症に関する課題が大きくなり，今後取り組むべき問題として検討していく必要性が見えてきます．

<分析の具体例 2. 新規相談者の居住地区と相談時の要介護度認定見込み（要介護・非該当または要支援）を合わせて分析（**図 4-2**）**>**

用いるデータ：居住地区ごとの新規相談件数，相談時の要介護認定見込み

用いるグラフ：積み上げ棒グラフ

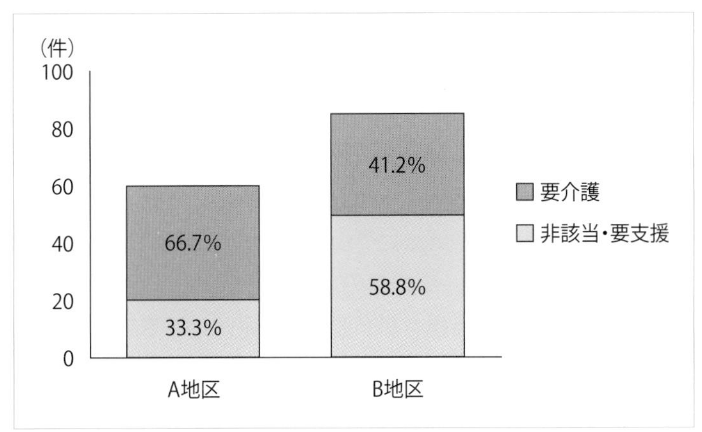

図 4-2　年間の新規相談件数と要介護度認定見込み割合

分析のポイント：まず，居住地区ごとの新規相談者件数を見てみましょう．B地区がA地区に比べて新規相談件数が多く，優先度の高い地区であるように見えます．ここに，それぞれの地区の相談者における相談時の要介護認定の見込み（要介護・非該当または要支援）を％で示します．すると，A地区では新規相談件数は少ないものの，B地区に比べて，相談時に要介護認定の見込みが高い人たちがセンターに相談してきていることが見て取れます．B地区に新規相談件数が多いという点のみから地域課題を判断するのではなく，データを組み合わせることで，A地区では相談件数は少ないものの，早期発見・早期支援につながっていないケースが多いという課題が見えてきます．

（2）日常業務で得られるデータ

地域包括支援センターが実施している事業や，家庭訪問に行く道中など，日常業務のなかにも地域診断に有用なデータが多く存在しています．

日常業務のなかで得られるデータの例を**表 4-2**に示します．これらのデータからは，アンケートなどで量的に測ることが難しい，地域のダイナミクスやパワーバランス，地域課題に対する住民の関心の様子に関する情報などを得ることができます．

住民とのやり取りのなかでは，個々のデータを蓄積することで地域の現状や課題を知ることができます．また，マンションの管理人や自治会長など，特定の集団やその地域の状況をよく知ってい

る人びとが感じていることをデータとして活用できます．その地域で日常生活を営む住民の声，感じている地域の現状や課題には，その地域の特性が反映されています．地区踏査で得たデータと合わせて考えてみると，その地域ならではの地域の課題がみえてくるでしょう．

住民とともに地域活動や事業に参加するなかでは，参加者はもちろん運営者に関する情報も課題を把握する重要なデータとなります．運営者の意欲や主体性，パワーバランスに関するデータは，地域の支援者との協働体制を強化したり，高齢者をとりまく課題を地域が主体的に解決できる仕組みづくりに必要となったりしますが，これらは実際の活動の様子を観察しなければ得ることが難しい情報です．地域のキーパーソンや関係機関が参加する事業の場合，地域と関係機関とのつながりや関係機関間の関係性など，地域のダイナミクスを把握する手がかりとなる情報が得られます．

地域を歩いて地区視診を行うと，実際に自分の目で見て，自分で感じたことをデータとして活用できます．具体的な項目は**表 3-5**（28 頁）を参考にしてください．地域包括支援センターの業務は多忙で，わざわざ地区視診のために時間をつくることは難しいかもしれません．ですが，家庭訪問や事業開催場所へ出向く道中にも地区視診は可能です．地域の住宅特性や交通機関の利便性，歩道の整備状況や坂道の様子など，実際に視診することで地域の高齢者の生活が見えてきます．地域包括支援センターが対象とする高齢者の健康レベルは多岐にわたります．そのため，筋力低下している人，歩行補助具を利用している人，認知症の人など，さまざまな健康レベルの高齢者にとって，その環境がどう影響するかを考える視点が必要です．平時だけでなく，災害時などの非常時も想定して地区視診をするとよいでしょう．例えば，高層マンションに住む高齢者の場合，平時は何ら問題がないように思えても，停電でエレベーターが使えなくなると移動に支障をきたす人もいます．水を汲み上げることができなくなり，断水になってしまうかもしれません．家庭訪問をした際に，災害時の避難方法や停電時のライフラインの確保などにも目を向けてみると，新たな地域課題が発見されます．

日常業務のなかで，各職種が普段から意識して住民や地域からの声に耳を傾け，様子を観察することが，豊富なデータの収集につながります．ただし，日々の業務のなかで感じたこと，見聞きした内容は主に質的情報で，主観的な情報も含まれることに注意が必要です．偏った解釈にならないよう，それぞれの職種・スタッフが得たデータを集約し，情報の精度を高めることが重要です．ほかの量的データや質的データとあわせて用いたり，得たデータをもとにアンケートやインタビューを追加（計画的調査）したりすることで，地域の実情をより正確に反映できます．

表 4-2　日常業務のなかで得られるデータの例

住民とのやり取りのなかで	自治会長，民生委員・児童委員，マンションの管理人などその地域をよく知っている人，または高齢者にかかわっている人からの声
地域を歩いているなかで	圏域の住宅特性，交通機関，道路や坂，集まりの場所など，地区視診のガイドラインにある項目
地域活動や事業に参加するなかで	参加者：活動の評価，参加意欲，交流の様子，活動への要望など 運営者：地域活動への意欲，主体性，役員の関係性，住民組織のダイナミクスなど

（3）活動の実施結果

地域包括支援センターでは，さまざまな事業や活動が行われています．これらの活動の実施後には事業評価を行いますが，評価項目とした指標は，地域診断のデータとしても用いることが可能です．事業評価は，プロセス（経過）評価，アウトプット（事業実施量）評価，アウトカム（結果）評価の 3 側面から行われます．特に参加者数や連携回数などのアウトプット評価に用いる指標は，量的な根拠として地域診断にも用いやすい指標です．これらのデータを用いることで，日常業務のなかだけでは客観化しづらい，地域の課題に対する地域住民の関心度，資源の地域への浸透状況，多機関との連携状況などを示すことが可能になります．地域ケア会議は，2015 年の介護保険法改正により法的に位置づけられた活動です．ネットワーク構築の状況を判断するひとつの指標として，開催数や参加している関係機関の種別を経年で比較したり，ほかの地域包括支援センターと比較したりできる指標となります．

2）計画的に調査を実施してデータを収集する方法

地域包括支援センターがアンケートやインタビューを行う対象者は，主に支援対象者（支援を受ける高齢者自身）と支援提供者（介護者・地域の支援者・専門機関）です．具体的にどの立場の誰を対象に調査を行うかは，どのようなデータを得たいのか，その目的によって決まります．具体的に地域包括支援センターが実施する計画的調査の対象の例としては，**表 4-3** が考えられます．

表 4-3　地域包括支援センターが実施する計画的調査の対象の例

支援対象者（支援を受ける高齢者自身）	支援提供者（介護者・地域の支援者・専門機関）
介護保険非利用高齢者 介護予防・日常生活支援総合事業サービス対象者 見守り対象者 老人会 サロンや給食会など事業の参加者 特定の居住地（マンションなど）	介護者 ふれあいのまちづくり協議会員 民生委員やサロン運営者 自治会長 支援者養成講座参加者 商業施設，金融機関などの生活施設 地域住民 医療機関，高齢者施設

支援対象者に対して，地域包括支援センターが取り入れやすい調査方法として，家庭訪問や給食会などの支援や事業の場を活用したアンケートやインタビューが考えられます．調査内容は，性別・家族構成など対象者の属性や移動手段などの生活背景に関する項目，近所づきあいや関係性など地域のつながりに関する項目，介護や認知症など対象者に生じやすい健康課題への関心，高齢者を支援する社会資源の認知度や関心などがあげられます．

支援提供者に対する調査方法としては，介護リフレッシュ教室，座談会や意見交換会，地域ケア会議の主催者や運営者に対するアンケートやインタビューが考えられます．調査内容は，高齢者の介護や支援に関すること，地域の課題に関すること，地域包括支援センターの周知や連携に関することなどがあげられます．

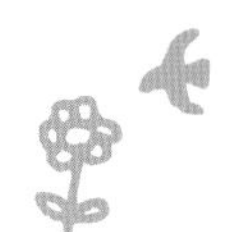

効率的に計画的調査を実施するためには，支援の機会や事業に調査を組み入れて実施するのもよいでしょう．

アンケート調査の場合，家庭訪問時にあわせて聞き取り調査を行うと，調査対象者をもれなく把握できる，調査対象者本人を確認できる，認知機能に低下のある対象者の人にも質問の意図を的確に伝えやすい，回収率が高いという利点があります．サロンや給食会，介護予防教室，介護リフレッシュ教室など，調査対象者が一定の場所に集まっている場を活用することで，調査票を配布し一斉に記入してもらい回収することが可能となり，短期間で一定の回答者数を確保し効率よく調査を行うことができます．

調査方法には，それぞれ利点と欠点があります．したがって，調査対象者の特徴や調査を実施する場を踏まえて決定することが重要です．地域包括支援センターが日常的に行う支援や事業のなかに取り入れやすい調査の方法について，**表 4-4** に示します．

表 4-4　地域包括支援センターが実施する支援や事業に取り入れやすい調査の方法

	方法	利点	欠点
個別インタビュー調査	家庭訪問などの際に直接調査対象者に面接し，質問に対する回答を調査員が記録する.	・本人確認ができる. ・認知機能に低下のある対象者にも質問の意図を的確に伝えやすく，理解度を確認しながら調査できる. ・調査対象者をもれなく把握しやすい.	・時間と人手を要する. ・調査員の影響を受けやすい. ・調査員のトレーニングが必要である.
集合調査	給食会や介護リフレッシュ教室などの事業で，調査対象者が一定の場所に集まる場を活用し，調査票を一斉に配布する.	・本人確認ができる ・短時間で実施できる. ・回収率がよい.	・回収数が事業の参加人数に左右される. ・事業に参加できる人に限られる.

（佐伯和子編著：地域保健福祉活動のための地域看護アセスメントガイド．第 2 版，医歯薬出版，2018． p 31． より改変）

インタビューを行う場合，個別にインタビューするだけでなく，複数の人にグループインタビューすることもできます．例えば，民生委員や介護者など似たような立場の人にグループインタビューを行うことで，一度に多くの人から情報を得ることが可能です．ただし，地域包括支援センターが調査対象とする人は，同じ圏域や地域で生活する人であるため，普段から顔見知りの場合もあります．地域のパワーバランスが影響し，特定の人が発言力をもち，ほかの調査対象者が本音を表出できなくなる危険性もあります．グループインタビューを用いる場合は，調査対象者の普段からの関係性や相互作用に留意することが求められます．

3）効果的なデータ収集のために ～相談受付票を用いたデータの蓄積～

業務のなかで使っている相談受付票やシートを，データ収集を念頭において工夫することで，多忙な業務のなかでも効率的にデータを収集できます．

性別
□1. 男性　□2. 女性
相談者
□1. 本人　□2. 家族・親族　□3. 民生委員など　□4. 一般住民　□5. サービス担当者
□6. その他（　　　）

図 4-3　相談受付票の例

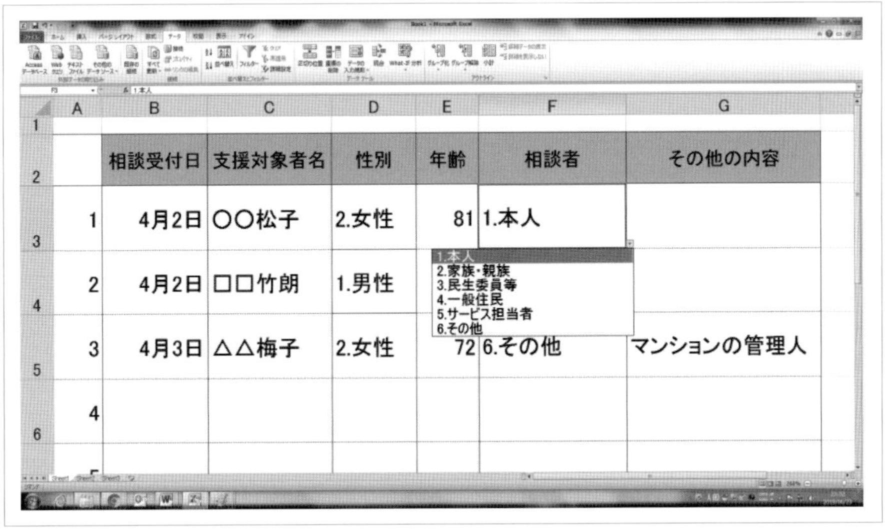

	相談受付日	支援対象者名	性別	年齢	相談者	その他の内容
1	4月2日	○○松子	2.女性	81	1.本人	
2	4月2日	□□竹朗	1.男性			
3	4月3日	△△梅子	2.女性	72	6.その他	マンションの管理人
4						

1.本人
2.家族・親族
3.民生委員等
4.一般住民
5.サービス担当者
6.その他

図 4-4　エクセルを用いたデータ入力の例

例えば，**図 4-3** のように相談受付票の記載欄にある性別や相談者の種別に数字を割り当て，チェックボックスを作成することで，データの収集と分析を簡便化できます．

相談受付票の項目のうち，集計したいデータについて，**図 4-4** のように，エクセルの入力シートを作成します．ドロップダウンリストを使用すれば簡単に入力できます．当たり前のようですが，相談受付票で割り当てた数字・種別とドロップダウンリストの数字・種別を揃えておくことがポイントです．ドロップダウンリストの作成方法については，エクセルの説明書に譲りますが，すぐに設定できますのでぜひ活用してください．このように，日々の相談で得た内容をエクセルに入力して蓄積することで，集計してグラフ化したり，月次推移・年次推移も簡単に可視化したりできます．

引用文献

1）新村　出編：広辞苑．第 7 版，電子版，岩波書店，2018.
2）Hood, L. J. : Leddy & Pepper's Conceptual Bases of Professional Nursing. 8 th ed, Lippincott Williams&wilkins, 2012, p 350.
3）公益社団法人日本 WHO 協会：健康の定義について．https://www.japan-who.or.jp/commodity/kenko.html　2019.10.31
4）エリザベス T. アンダーソン，ジュディス・マクファーレイン 編．金川克子，早川和生監訳：コミュニティ アズ パートナー-地域看護学の理論と実際-. 第 2 版，医学書院，2007，pp. 137-142.
5）公益社団法人国民健康保険中央会：国保・後期高齢者ヘルスサポート事業ガイドライン．2016，pp. 53-

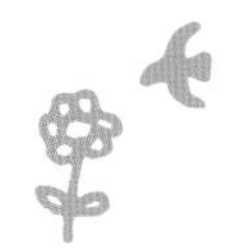

58.
https://www.mhlw.go.jp/file/06-Seisakujouhou-12400000-Hokenkyoku/0000117695.pdf
6) e-Stat 政府統計の総合窓口.
https://www.e-stat.go.jp/statistics-by-theme/
7) e-stat 政府統計の総合窓口　統計でみる日本.
https://www.e-stat.go.jp/stat-search/database?page=1&toukei=00200521&tstat=000001080615)
8) 第95回神戸市統計書 平成30年度版.
https://www.city.kobe.lg.jp/a89138/shise/toke/toukei/toukeisho/30 toukeisho.html
9) 神戸市ホームページ　国勢調査による町別年齢別人口及び世帯数
http://www.city.kobe.lg.jp/a89138/shise/toke/toukei/kokutyou/tyoubetsujinkou.html
10) 金川克子，田高悦子 編：地域看護診断．第2版，東京大学出版会，2011，pp. 37-51.
11) 石井京子，多田清子：ナースのための質問紙調査とデータ分析．第2版，医学書院，2002，pp. 22-23.

参考文献

1) 麻原きよみ・他編：公衆衛生看護学原論．医歯薬出版，2014.
2) 村 好一：基礎から学ぶ楽しい保健統計．医学書院，2016.
3) e-Stat 政府統計の総合窓口.
https://www.e-stat.go.jp/
4) 総務省 統計局：日本の統計本書の内容　第2章人口・世帯.
https://www.stat.go.jp/index.html
5) 総務省 統計局：なるほど統計学園.
https://www.stat.go.jp/naruhodo/c1 search.html
6) 内閣府：令和元年版高齢社会白書
https://www8.cao.go.jp/kourei/whitepaper/w-2019/html/zenbun/index.html
7) 谷津裕子：StartUp 質的看護研究．第2版，学研メディカル秀潤社，2014.
8) グレッグ美鈴・他編：よくわかる質的研究の進め方・まとめ方-看護研究のエキスパートをめざして-. 第2版，医歯薬出版，2016.
9) 佐藤郁哉：質的データ分析法 原理・方法・実践 . 東京：新曜社，2008.
10) 株式会社日本総合研究所：平成28年度厚生労働省老人保健事業推進費等補助金（老人保健健康増進等事業分）地域支援事業の実施状況及び評価指標等に関する調査研究事業 報告書．2017，pp. 4-7.
https://www.jri.co.jp/MediaLibrary/file/column/opinion/pdf/170331_chiikishien.pdf（2020年3月10日閲覧）
11) 健康長寿ネット：一般介護予防事業評価事業とは.
https://www.tyojyu.or.jp/net/kaigo-seido/chiiki-shien/ippankaigoyobojigyohyokajigyo.html（2020年3月10日閲覧）

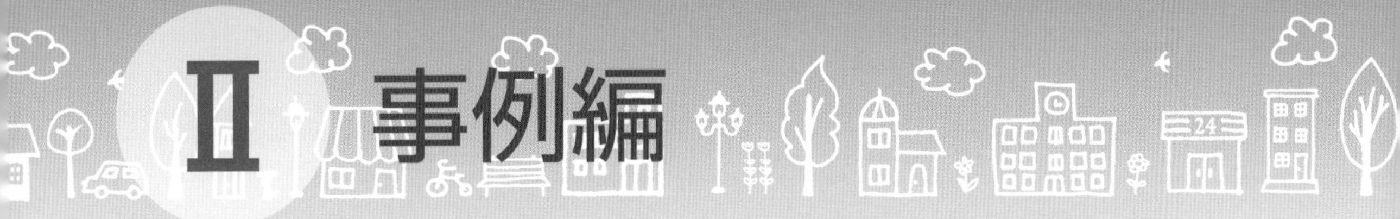

II 事例編

1…地域住民の力を引き出す「ボランティアの育成」

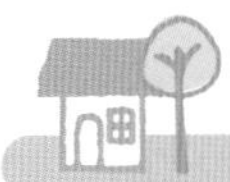

事例の紹介

A 地域包括支援センター（以下，センター）の職員は，地域診断の研修をきっかけに，10 年後，20 年後のこの地域の高齢化が想像以上に進むということに初めて気づき，高齢化に備えた地域づくりの必要性を痛感しました．また，そのころ地域の人たちからの「自分にできることを何かやりたい」という声を聞いて，この両方を解決する方法はないかと考え，住民の特徴を活かしたボランティア育成を計画しました．

これらの計画のもとになったのは，地域診断です．地域診断で明らかになった地域や住民の特性を踏まえ，働きかけ方を検討したことによって，住民の力をうまく引き出すことに成功した事例です．

1　圏域の概要

センターの圏域は，人口は 3 万 1 千人，高齢化率は 18%，25 年前から 5 年前までに開発されたニュータウンとのどかな農村地帯が広がっています．ニュータウンは市の中心地に通勤する人びとの住宅地として，山を切り開いて開発されました．圏域の中心に駅があり，その駅を中心としてマンション，その奥に戸建て住宅が多く並んでいます．一番新しい地区は 5 年前に分譲が開始されたため，ニュータウンのなかでも開発時期による年代差があります．加えて高齢化が進行している農村地帯もあり，特性がそれぞれ異なる地域をもつ圏域です．

2　地域診断を行うまでにセンターが感じていた問題意識

今回地域診断の対象とした地域のなかで，a 地区は初期に開発されたニュータウンです．戸建て分譲住宅に多くの壮年期～初老期の住民が暮らしています．一方，b 地区はそれより 10 年ほど遅れて開発された地区で，まだまだ若い住民が多く，センターではこれらの地域に特別な問題意識をもっていませんでした．しかし，参加した研修で地域のことを調べると，10 年後，20 年後には

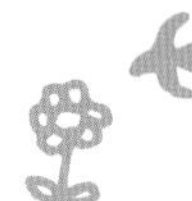

高齢化率は一気に高くなり，たいへんな状況になるのではないかということに初めて気づきました．

そのころ，地域の人から「何か地域のために手伝えることはないか」という問い合わせが少しずつ寄せられるようになりました．現在の地域の住民層を考えたとき，こう言ってくれる人たちの背景はどうなのか，どのような生活をしているのかという疑問がわきました．この地区には，地域のなかで何かやりたいと思っているけれども，自分から踏み出せず，もやもやしている人がいるのではないかと考えました．

一方，地域で喫茶などのボランティアを担ってくれる人はいつも同じメンバーで，高齢化が進んでいました．このままではボランティアの負担が大きく，今後地区の活動が立ち行かなくなるときがくるのではないかという問題意識が生じ，この地域の高齢化に備えた基盤づくりの必要性を感じました．

地域診断については，以前から必要性を感じていましたが，どこから手をつけたらいいのか，誰が行うのかなど，センターでどのように取り組んでいけばいいのかがわかりませんでした．今回の研修ではセンターが一丸となって地域診断に取り組むことを目的としており，「センターみんなでやっていいんだ」と思えたことが取り組むきっかけとなりました．

3 センターが行った地域診断の実際

1）対象としたa・b地区の概況（図1）

今回取り上げる地域は，駅に近く，マンション，戸建て住宅が計画的に配置されているニュータウンです．駅からはなだらかな上り坂道が続いていて，両側にa，b地区が広がっています．地区の端は坂道になっており，地区の端に住む住民はバスを利用している人も多くいます．駅近辺には大型マンションが建ち並び，その奥に戸建て住宅の多い地区があります．戸建て住宅は比較的面積

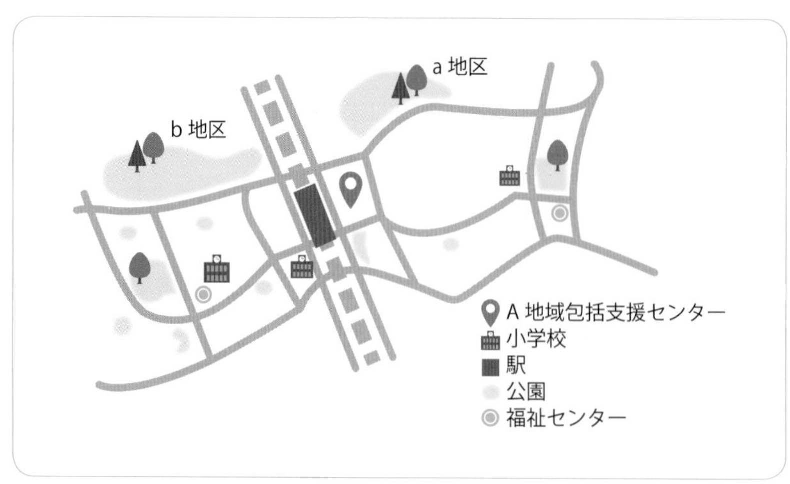
a 地区
b 地区
A 地域包括支援センター
小学校
駅
公園
福祉センター

図1 対象としたa・b地区

が広く，経済的に余裕のある暮らしぶりがうかがえます．地区ごとの高齢化率は平均して 15% ですが，ニュータウン開発と同時に入居された人の多くが団塊の世代であることから，今後，住民の高齢化が急速に進んでいくことが予測されます．

住民の多くが同じ時代に入居されたこともあり，自治会，協議会活動がとても活発に行われています．地区の拠点はそれぞれの地区の中心にある福祉センターで，福祉センターの周辺には小学校，スーパーマーケット，児童館などがあり，さまざまな年代の住民が行き交う場所となっています．

2）既存資料，日々の活動からの情報

◆ コミュニティ・アズ・パートナーモデルによる a・b 地区の情報

コミュニティコア（地域で暮らす人びと）	a 地区・b 地区の人口は合わせて 11,525 人，高齢者数 1,620 人，両地域の高齢化率の平均は 14.7% だが，7%〜30% と地域のなかによっても差が大きい． 両地区の単独世帯数は約 700 人（43%）．要介護認定者は少なく，比較的元気な高齢者が多い． 現在は勤労世帯が多いが，ニュータウンの開発から 25 年が経過して高齢化率が緩やかに増加している．今後急速に高齢化が進んでいく見込みである．
物理的環境	駅を中心としてまちが同心円状に広がっており，なだらかな坂道でつながっている． 駅前にはマンション，その奥には駐車場付きの広めの戸建て住宅が広がっている． 通勤・通学時間は人の流れが多くあるが，日中の住宅地の人通りは少ない．
教育	小学校が 3 カ所，幼稚園が 2 カ所，保育所が 3 カ所ある．
安全と交通	圏域の中心に駅が 1 つあり，10 分に 1 本の運行がある． バスが朝夕 10〜15 分に 1 本，日中は 30 分に 1 本運行している． 幹線道路が鉄道沿いに通っている． 住宅街には整備された道路が通っており，自家用車を利用する住民が多い．
政治と行政	あわせて 13 の自治会があり，活発に地区活動が行われている． 自治会で災害時要援護者のマップづくりや避難訓練などに取り組んでおり，住民同士の見守りや助け合いができるまちを目指している．
保健と社会サービス	駅前のビルと福祉センター周辺に内科，歯科，皮膚科，耳鼻科，小児科などの医院がある． 小規模の病院が 1 カ所ある．
コミュニケーション	スーパーマーケット横の広場にて毎朝ラジオ体操が行われ，いつも 20 人程度の参加者がいる． 掲示板には地域の行事，防犯情報，催しのチラシが掲示されている． 児童館や福祉センターが A・B 地域にそれぞれ 1 カ所ある． 駅前のビルにホールがあり，さまざまな催しが行われているが料金が高い． マンションごとに集会所があるが，住民しか使えない．

経済・産業	駅の周辺に商業施設があり多くの住民が利用している． バス通りに小さな店舗，福祉センターの周りにスーパーマーケットがある． ニュータウン開発により分譲マンション，戸建て住宅が計画的に販売され，比較的経済的に余裕のある住居が多く立ち並ぶ．
レクリエーション	2カ所ある福祉センターで高齢者向けの行事が多く実施されている． 公園は地区ごとに整備されており，散歩やグランドゴルフが盛んに行われている．

◆ a・b 地区の高齢化率の推移

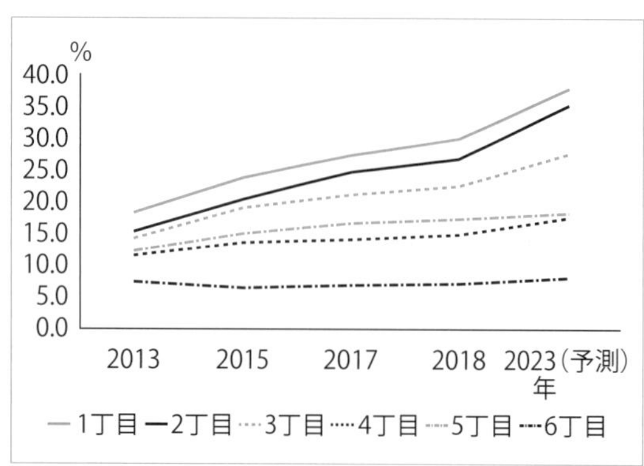

図2　a 地区における高齢化率の年次推移

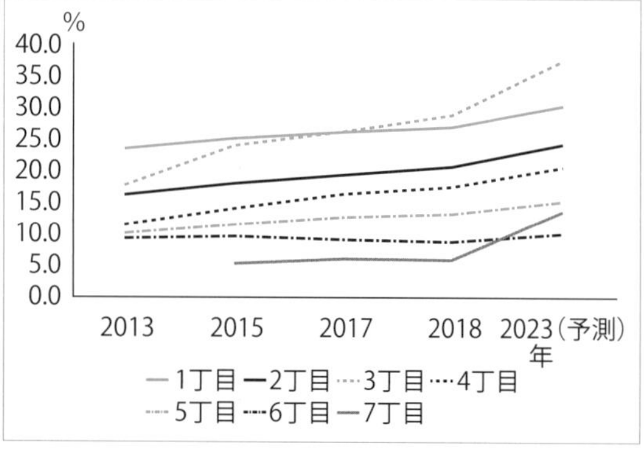

図3　b 地区における高齢化率の年次推移

3）そのほかの調査，インタビューなどから収集した情報

◆ 集まりの場所，内容，参加者，手伝いの人の状況の調査

現在地区で行われている集いは 14 カ所あり，喫茶，昼食会，体操などを目的としている．喫茶は1回当たり 100 円程度の実費を支払って参加できる．

手伝いをしてくれるボランティアの人の高齢化が進み，違う集まりでも同じボランティアの人が来ている．負担がかかりすぎのうえ，後継者が育っていない．

チラシをつくって募集しても，いつも同じ人が手伝ってくれている状況である．

集いの場所の分布は，福祉センターの周辺，公園の近くなどに点在しているが，線路の西側の b 地区に偏っており，東側の a 地区には少ない．

◆ 不動産屋に，ニュータウンの成り立ち，購入層などについてインタビュー

この地区はいわゆる最初の高級住宅街として売り出したニュータウンであり，購入層には比較的豊かな経済状態の人が多かった．

進学熱が高く，駅周辺に多くの学習塾ができた．当時の子どもはすでに成人しており，今は夫婦だけで生活している人も多い．

◆ **ボランティアが少なくて活動継続が困難になっている集いの参加者に「この会を続けたいか」についてアンケートを実施**

「はい」が 99 %，そのうち半数が「内容によって自分たちが手伝って続ける」と回答した．参加者自身も少しくらいなら自分が手伝ってもいいという人がいる．

4）収集したデータのアセスメント

◆ **地域の強み**

この地域には子育てが終わり，比較的時間的，経済的に余裕のある人が多い．

「地域のために何かしたい」という声が聞かれていることから，時間もあって何かやりたいと思っている人が地域のなかにいると推測される．

地区にある公団住宅の集会所は住民以外も使用できるため，集まりの場として活用できる．

a 地区，b 地区ともに住民活動が活発に行われており，住民同士のつながりがある．

◆ **地域の弱み**

福祉センターの集いに手伝いに来てくれる人の高齢化が進み，同じ人ばかりで新しい人はあまり増えず後継者が育っていない．

福祉センター以外での集まりが少なく，集いの場合は b 地区に偏っている．家が遠い人は足腰が悪くなったらなかなか集まりにくい状況にある．マンションが多く，それぞれ集会所があるが，住民しか使うことができず，駅前ビルのホールは料金が高額である．

以上から，この地域にはボランティアが必要な人がいて，同時にボランティア活動に関心がありそうな人がいることがわかりました．この地域では今後急速に高齢化が進むことが確実であり，地域で高齢者を支える機能を強化する地域づくりが必要です．地域診断を通じてボランティアが必要な人とボランティアに関心がありそうな人を結びつける方法，それもそれぞれの特性に合わせた形で行う方法をセンターで考えました．

5）明確化された地域の課題

地域で高齢者を支えていくためのボランティア育成の必要性

短期目標……地域で新たなボランティアが育つ

長期目標……地域のなかで高齢者を支えていく機能の強化

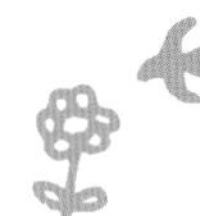

4 地域の課題解決のために立案した計画

事業名	ボランティア座談会
目的とねらい	・ボランティアの人材発掘に取り組む ・近隣同士の支え合いの必要性を理解してもらい，高齢者を支える機能を高める ・高齢ボランティアが異世代との交流でリフレッシュが図れる ・自発的，自主的な新しいボランティアグループの立ち上げにつなげる
方法	ターゲットとする層は「子育てが一段落して時間的余裕がある壮年期〜老年期初期の人びと」 ボランティアのよさを広く伝えるための講演会を実施し，その後ボランティアに関心のある人たちの集まりとして座談会を複数回実施し，自主グループ活動につなげていく

5 実際の活動内容

（1）ボランティアことはじめ講演会（図 4）

開催日時	2015 年 11 月 2 日　14 時〜16 時　A ホールにて開催
内容	①大学教授による講演「ボランティアを始めよう」 ②社会福祉協議会による講演「いきいきと支えあう地域づくり」 ③ボランティアセンターの紹介
	講演の内容は，ボランティアの意義，やりがい，種類，効能などターゲット層に合わせた知識的な内容と，ボランティアをするための実際的な方法とした． ・広報活動として，9 月頃から，ターゲット層に合わせ，中学 PTA，駅ビル，スーパーマーケット，ホームセンター，文化祭，クリニック，自治体回覧などでチラシ配布を行った．配布に当たって，配布場所を十分に検討して決め，配布表をつくって分担して配った． ・講演後にボランティアに関心のある人たちの会を計画して詳細を検討した． ・講演会のアンケートに次の会の意思表示の内容を含めた（座談会の案内送付用の住所記入欄を設ける）． ・講演会時に，次回座談会の開催と日時の案内を行った．
結果	参加者 50 名 参加者のアンケート結果から ・役に立った 87%，講演で考えが変わった 41%，自分にもできる 51%． ・「いろいろなボランティアがあることがわかった」「ほかの人にチラシを渡したい「集まりの場を検討したい」という声があった．

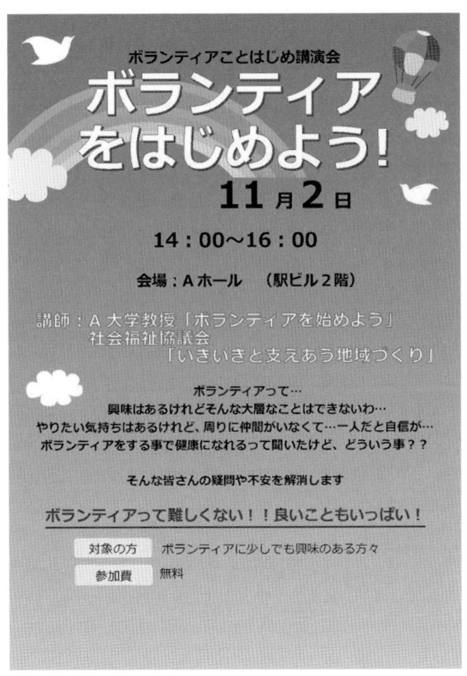

図 4　講演会チラシ

（2）ボランティア座談会 I

開催日時	2016 年 1 月 20 日　10 時～11 時 30 分　C 集会室で開催
テーマ	実際に地域で活躍されているボランティアと気軽にお話ししましょう
広報活動	・前回の講演会で住所の記入があった人に案内を送付した. ・前回の講演会に参加した人に聞いてセンターに来られた人，前回の講演会に参加して友人に渡したいと資料をもらいに来た人に案内を配布した.
内容	・現在，ボランティアで活躍している 5 名に来ていただき，簡単に内容を紹介してもらった後，グループワークを計画した. ・グループワークはボランティアを交えて和気あいあいと行えるようにグランドルールを設定（批判しない，意見の尊重）し，テーブルの配置，人数・性別によるグループ分けなど細かく方法を検討した.
結果	参加者 25 名. 参加者からは「何とかしたい」「情報がほしい」「もっとやってほしい」「スキルアップがしたい」などの声があった．一方,「集まれる場所がない」「福祉センターまで遠い」など，会を立ち上げるにあたっての課題も出た.

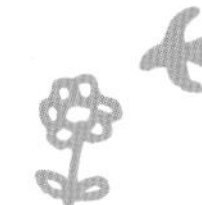

（3）ボランティアスキルアップ講座

①認知症サポーター養成講座

開催日時	2016 年 8 月 25 日
内容	・テーマは，地域診断から明確化された圏域の課題から設定した． ・講義の後，グループワークで認知症に関する気づきと対応について意見交換し，発表し合った． ・グランドルール，テーブル配置などを検討した． ・次回の講座日程を案内した．
結果	参加者 34 名． 発表では，「本人がここで暮らしたいという思いに沿いたい」「認知症の人を地域で見ていく必要がある」などの意見が出た．連携の重要性を共有し，地域で居場所をつくること，役割をもつこと，認知症の人を地域で見守っていくことの重要性を確認できた．

②コミュニケーションスキルの学習会

開催日時	2016 年 12 月 10 日
内容	心理職による楽しくボランティアをするためのコミュニケーションスキルアップの講義
結果	参加者 14 名．
	座談会・情報交換を望む声が多く，次回はほかの地域との情報交換を行うこととした．

（4）ボランティア座談会Ⅱ

開催日時	2017 年 7 月 10 日　13 時～14 時 30 分　駅ビル集会室にて開催
内容	・ほかの地域で活躍しているボランティア 9 団体の活動状況の紹介と情報交換，交流，ボランティア同士のマッチング，新たなボランティア発掘を目的とした． ・それぞれの紹介ブースをつくり，写真，旗などを配置（**図 5**）した． ・9 団体が歌，体操，菓子の展示，活動時の服装などそれぞれが工夫を凝らして活動内容を紹介した． ・発表後はグループに分かれて交流会を行った．
結果	参加者 52 名． 交流，情報交換がとても活発に行われ，参加者のコミュニケーションが広がった．また，ほかの団体に興味をもち参加したいという人，一緒にやりましょうとなった人もいた．

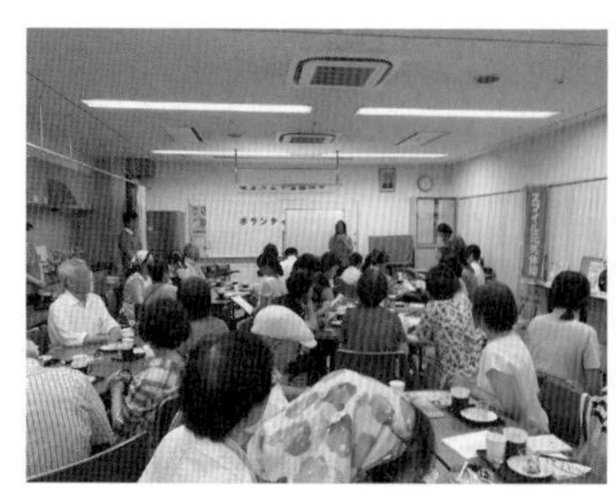

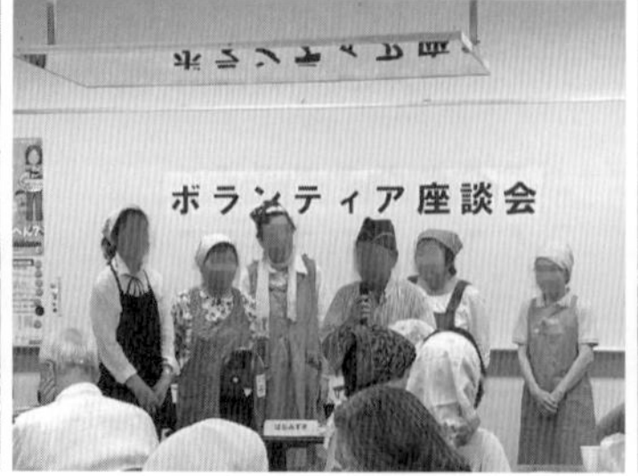

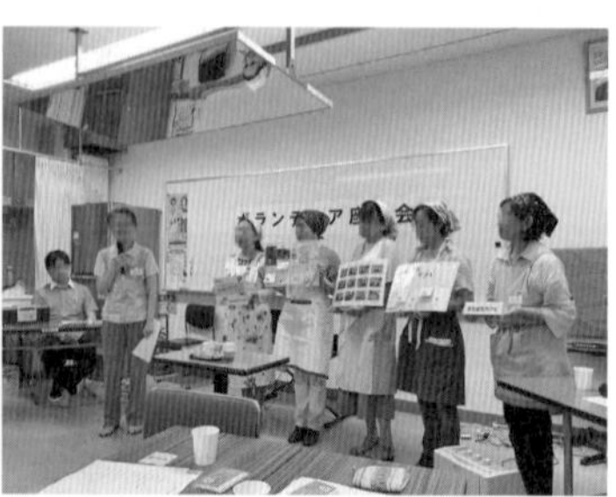

図 5　ボランティア座談会

6 活動の評価

(1) プロセス評価

・はじめに行った講演会では，対象の特性を考えて関心をもちそうな内容を考えたこと，また対象となる層がかかわりそうな場所を考えて広報を行ったことが50人もの参加者につながったと考える．
・講演会までに次の企画を検討し，講演会時に案内したことで，ボランティアをやりたいと思った人がすぐに参加を決めることができた．参加者への案内のタイミングは重要であり，そのタイミングが合えば参加行動を促進することにつながると考える．
・定期的なボランティア座談会を通じて仲間づくりが進み，その結果，ボランティアにかかわることが楽しいと感じる雰囲気ができ，ボランティアの輪も広がるという，よい循環ができていると思われた．

(2) アウトプット評価

・初めの講演会には50名の参加があり，ボランティアに関心がある人を集めることができたと考える．また，そのあとあまり間をおかずに，4回の集まりを開催したことで，延べ125人もの参加者を得ることができた．

(3) アウトカム評価

・定期的なボランティア座談会を通じて地域に新たなボランティアが生まれ，気軽に声をかけたり，お手伝いしたりする人が増えたことから，新たなボランティア人材の発掘ができたと考える．
・この事業を進めた2年間のあいだに，グループとまではいかないが地域の集まり，喫茶，体操

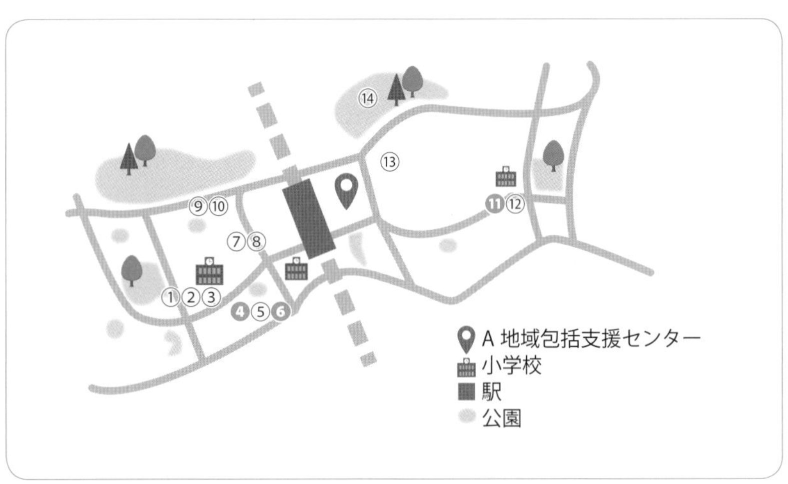

図6 それまでの集いの場と新しく立ち上がった集いの場（❹，❻，⓫）

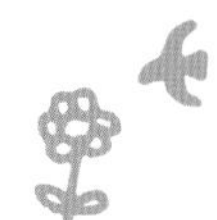

の集まりの３つが立ち上がり，２つは軌道に乗って活動している．

以上から，事業の目的である「新しいボランティア人材発掘および自主的な新しいボランティアによる新しい集まりの場の立ち上げ」は達成できたと考えました．今後は，今起こっているボランティア間の交流を継続し，長期目標である地域で高齢者を支えていく機能の強化，異世代との交流なども盛り込んだ形で継続して発展していくように支援していくことが課題と考えます．

7　地域診断をしてみてよかったこと，変わったこと

◆ 地域と住民の変化

・センターのお膳立てから住民が自分たちでつくっていく会，やっていく会のような感覚をもつ人が増えてきているように感じている．
・住民の人が活動しているのを目の当たりにしているので，自分もそれくらいだったら手伝える，やらないといけないという人が増えてきた．
・住民が自分たちでやっていくことが自分たちにとってもよいこと，という理解に変化してきたように思う．
・男性の参加が多くなった．
・地域の人たちが自分たちの活動紹介などのパフォーマンスをすることに積極的になり，内容も充実していった．

◆ センターの変化

・地域診断をした結果，適切な人材は地域にいることなど必要なものがみえてきた．それは，根拠をもってターゲット層を絞ったことにより，この地域の人材を活用することができたからであり，うまくマッチングできたと思っている．
・センターもボランティアと顔見知りなので，何かあったときに声をかけやすくなった．センターもボランティアを活用できるようになった．
・これまでセンターが何かを立ち上げる必要を感じたとき，センターが主体となって，自分たちでやったほうが早いと考えてきた．しかし，実際に活動するのは住民ということを前提として，はじめから住民で立ち上げていくことを目的としたかかわりを行うことで，住民自体が活動を立ち上げることができるとわかった．その成功で自分たちのなかの抵抗がなくなった．
・地域診断の結果を地域に返し，自分の地域を知ってもらうと他人事ではないと感じてもらえることを実感した．自分たちも準備しておかなければ，と思ってもらえるので，センターからも地域診断の結果を必ず返すようにしている．
・センター全員で取り組んだことにより，センター内の連携がとてもよくなった．

8 事例のポイント

この事例のポイントは，地域診断を行うことで地域の課題を明確化できただけでなく，その課題の解決を実際どのように行うことが効果的なのかについて，地域や住民の特性を明確にすることでより対象に合った方法を考えることができたことです．地域診断は，地域の課題を明確にすることはもちろんですが，その過程のなかで対象である地域や住民の特性をより詳細に理解する情報を多く得ることができます．そのことがより実際的な効果のある計画立案につながりました．

当初ボランティアに関する講演会を行うと決めて計画を立てましたが，その講演会のその後をどうしていくかについて，あらかじめ綿密な計画を立案しました．講演会を聞いた参加者が，ボランティアをやってみたいと思ったときに間を置かず行動を起こせるような仕掛けを用意し，メインとなる座談会の実施に向けて具体的な計画を立て，その場で意思表示ができるようにしたのです．このように，何かを働きかける際にはタイミングも重要な要素といえます．

その後の座談会，講習会の計画については，1 回行うたびに評価を行い，参加者のニーズを踏まえたうえで次の計画に反映させ，方法や内容を検討していきました．実際，1 回ごとの座談会では計画書，実施記録，計画後の評価の書類をセンターや関係者との打ち合わせを重ねてきちんと作成しました．

このように，実際の活動においては常に PDCA サイクルを回し，より活動を発展させていくことが重要です．加えてその都度の打ち合わせや座談会を繰り返し行うことで地域のなかでセンターと住民，関係者の顔の見える関係が広がっていきました．それはこの事業だけではなく今後のセンター活動の充実にも当然つながっていくと思われます．

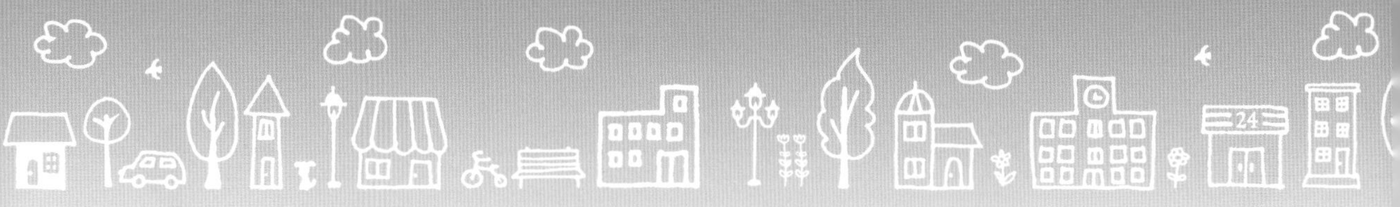

2…地域の特徴を力にする「多世代で見守る地域づくり」

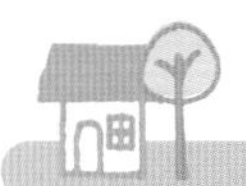

事例の紹介

この地域を管轄するB地域包括支援センター（以下，センター）の職員は，民生委員の高齢化や高齢者数の増加から，新たな見守りの体制を構築する必要性を感じていました．地域診断を行ったところ，高齢化が進む一方，都市部へのアクセスのよさから子育て世代も多いこと（多子高齢化），子どもを地域全体で育てる意識が根付いており，子どもを見守るために住民同士がつながりをもつ地域であることに気がつきました．職員は，これらの地域の特徴を「地域のもつ力」としてとらえ，この特徴を活かした見守りづくりができないかと考えました．

そして，センターは昔からこの地域にあった「子どもたちを地域で見守り育てる」風土のなかに，高齢者の見守りという新たな風を吹き込みました．今では，子どもたちが楽しみながら高齢者について学び，子どもたちを通して親も高齢者世代に関心を寄せるようになってきました．「高齢者も地域ぐるみで自然に見守る」，そんな地域ができつつあります．

地域診断により，今まで漠然と感じていた地域の特徴が可視化され，地域の力が見えたこと，そこから，子どもを通した既存のネットワークのなかに，高齢者支援を融合させるという新たな発想が生まれ，「多世代で見守る地域づくり」に成功した事例です．

1　圏域の概要

このセンターが管轄する圏域は，人口約2万3千人，世帯数約1万世帯，高齢化率は23.7%，生産年齢人口13.3%です．都心部へのアクセスのよさと，海と山に囲まれた環境が好まれ，有数の住宅地として発展してきました．近年では分譲マンションの新築などが相次いだことから子育て世代が転入し，多子高齢化が進んでいます．最近マンションが建った地区では高齢化率6%，古くからの住居が集まる地区では高齢化率が45.6%と圏域内で大きく差があります．圏域全体は東西に長く，南北に流れるK川を境に東側c地区と西側d地区に分けられます．センターはd地区に位置しています．

2 地域診断を行うまでにセンターが感じていた問題意識

地域診断を行う前から，d 地区には，日常生活全般に支援を要するほどではないものの，見守りを要する高齢者が多いと感じていました．しかし，今まで見守りの中心的役割を担ってきた民生委員や見守りボランティアも高齢化しており，既存の見守り資源のみに頼ることの限界と，新たな見守り力の創設の必要性があると考えていました．民間業者を見守り力として活用することを考え，郵便局や銀行とも協力関係を結んできましたが，d 地区は住宅街が中心で，民間事業者（コンビニエンスストアやスーパーマーケットなど）の数が少なく，見守り力になってもらえる民間事業者がまったくないところも存在します．若い世代の活用も考えましたが，日中は仕事に出ている人も多く，壮年期世代を地域活動の担い手としてリクルートすることはなかなか難しそうです．一方で，小学校と児童館に隣接していることから，普段からセンターの多くの職員は「子どもが多い地域」という感覚ももっていました．訪問などの日常業務やその道中，地域住民とのかかわりのなかで，d 地区内に小学生や子育て世代が多いこと，特に登下校の時間帯は賑やかだと感じていました．

そこで，センターでは客観的に地域をとらえたうえで課題を抽出し，具現性のあるアプローチ方法を検討するために地域診断を行うことにしました．

3 センターが行った地域診断の実際

1）対象としたd地区の概況（図1）

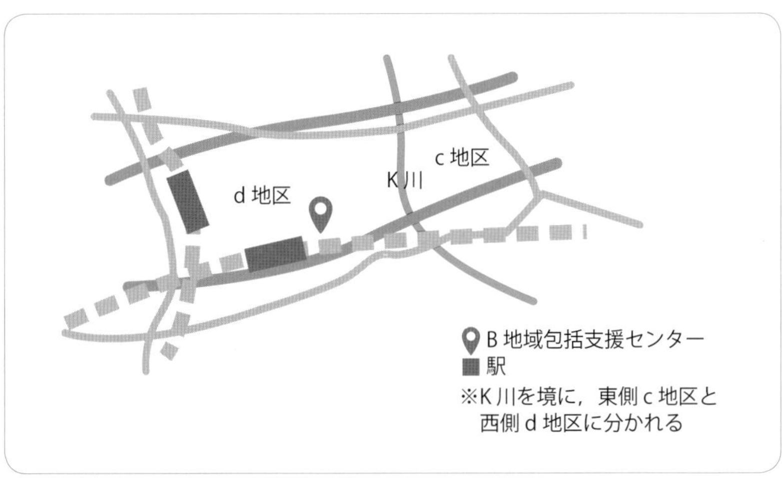

図1　d 地区の地図

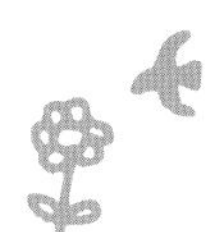

今回取り上げる地区は，川の西側ｄ地区です．ｄ地区は，人口約１万６千人の地区で，古くからの戸建て住宅と新しい戸建て住宅，分譲マンションが混在する地区です．高齢化率は24.2％で市平均と比べて特別高いわけではありませんが，年々増加の一途を辿っています．地区の南北を走る２本の幹線道路周辺に大型スーパーマーケットや金融機関などの生活施設が密集し，平坦な道路が続くことから住民は主に徒歩や自転車で移動しています．

この地区には，子どもを地域の宝とし，地域全体で守り育てる昔からの風土があります．そのため，夏祭りなど子ども関連の行事を通して住民同士や地区組織同士のつながりが形成されてきました．小学校は全国でも有数のマンモス校で，登下校時はたいへん賑やかです．また，防災福祉コミュニティが結成されており，地域住民による防災訓練など，諸活動が積極的に行われています．

２）既存資料，日々の活動からの情報

◆ コミュニティ・アズ・パートナーズモデルによるｄ地区の情報

コミュニティコア（地域で暮らす人びと）（図２，３）	人口15,755人，世帯数8,156世帯，高齢者数は3,340人（前期：約1,784人，後期：1,556人），高齢化率24.2％． 45.1％と高齢化の高いところもある一方で，7.1％という低いところもある． 高齢化率が市の平均と比較して特段高くないのは生産年齢人口が多いためで，高齢者数は多い．生産年齢人口は62.3％を占めており，共働きの世帯も多い．
物理的環境	地勢は東西に広がっており，地区の南北両端に幹線道路が東西に走る．幹線道路は市内の主要な交通網の１つであり，車線が多い． 勾配は東西，南北方向ともに平坦ななだらかな道が続く． 大都市までのアクセスがよく，市街地で形成されている．田畑はまったくない． 古くからあるマンションはエレベーターが設置されていない．
教育	小学校，中学校が各１校ある．小学校は１学年６クラスあり，1,500人規模である． 中学校にはボランティアのプロジェクトがあり，登録している生徒が，地域の喫茶の手伝いや敬老会の手伝いをするなど学校と各種団体とのつながりをもっている． センターに隣接する児童館は，利用児童数が多い．特に，学童保育は利用児童数が多く，センターに「どこか子どもたちが出かけられる場所や行事などがないか」との相談が寄せられたことがある． 児童館では，年間を通してさまざまな行事を実施している．大きな行事として，年１回「子どもお仕事広場」が開催されており，500名以上の子どもが参加する．警察や市の環境局などさまざまな機関が出展している．
安全と交通	地区内を南北に走る２本の幹線道路は，市内の主要な交通網の１つであり，車線が多く交通量が多い．横断歩道が少なく，陸橋が設置されている箇所もある． 地区内には，２路線の電車が走る．市中心部にある市民病院への通院などに利用される． 交番が１カ所あり，センターと関係性が構築されている．警察職員全員が認知症サポーター研修を受講済である． 地区内の全地区が津波被害警戒地域より低い土地になっている．

安全と交通	防災福祉コミュニティは防災活動に積極的で，地震を想定しての訓練を繰り返し行っている．日頃から地域のつながりづくりを目指して活発に活動している．
政治と行政	各種団体の活動は熱心だが，担い手の高齢化や後継者の不足が課題になってきている．婦人会や老人会も主体的に活動しており，地域の課題を行政に提言し，課題解決につなげる力をもっているが，やはり担い手の高齢化や後継者の不足を抱えている． 夏祭りや子ども関連の行事を通して，それぞれの団体がつながっており，ネットワークが構築されている． 防災福祉コミュニティの活動が活発である．中心的役割を担っている人は子ども関連の団体の役と兼務していることが多い．
保健と社会サービス	医療機関は，診療所８カ所，歯科３カ所．高齢者に理解のある医師が多く，センターとの関係性もよい．医師とケアマネジャーが連携をとりやすくするシステムが導入されている． 訪問看護ステーション，特別養護老人ホーム，有料老人ホーム，居宅介護支援事業所，通所介護，通所リハビリテーションなどの高齢者施設が充実している．近隣の自治会との関係性を構築し，相談窓口や交流の場所として地域に溶け込んでいる．なかには，認知症サポーター研修を自治会向けに開催したり，相談内容によってはセンターに報告して連携したりしている事業所もある． 地域密着型サービスが４カ所あり，運営推進会議を通して施設との情報共有や協働が可能である．
コミュニケーション	民生委員と児童委員が作成するカレンダーには，「地域で何があるかをいろいろな世代の人に知ってほしい」との思いから，子どもたちの行事とともに高齢者の行事も案内され地域に配布している． 地域の掲示板は，比較的自由に地域行事などの案内を掲示できる． 公営住宅の集会所は，許可を得て利用可能になっている． センターからの各種案内は，民生委員の協力を得て一人暮らしの高齢者にも届けている． 大型マンションの一部で，住民が気軽に情報交換できる場をつくっており，センターの広報活動や認知症サポーター研修をしたことがある．主催している人びとには「自分たちが高齢になっても気軽に参加できる場所をつくりたい」との思いがある．
経済・産業	大型スーパーマーケットが数カ所あり，住民の多くは自転車か徒歩で利用している． 郵便局１カ所，その他金融機関，スーパーマーケットなど主要な生活施設は幹線道路沿いにある．スーパーマーケットにATMが併設されている． 住宅街のなかにコンビニエンスストアが数件点在するが，個人経営の小規模な店舗はほぼない．
レクリエーション	地区内には，老人会が５カ所あるが，年々会員数の減少がある． 地域福祉センターが２カ所，会館が１カ所あり，子育て支援事業から高齢者向けの教室までさまざまな活動がされている．

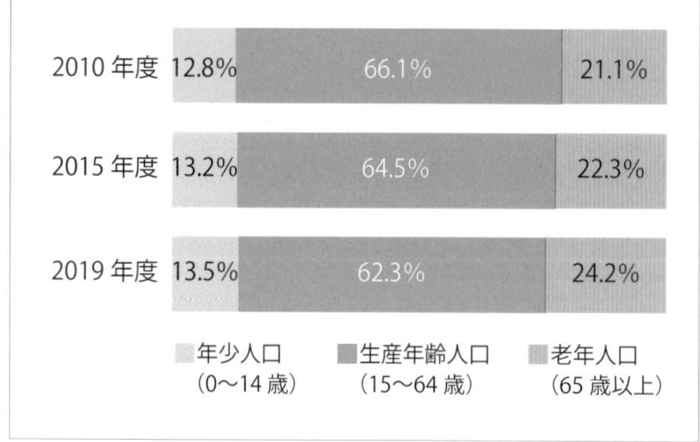

図 2　d 地区の年齢 3 区分別人口割合

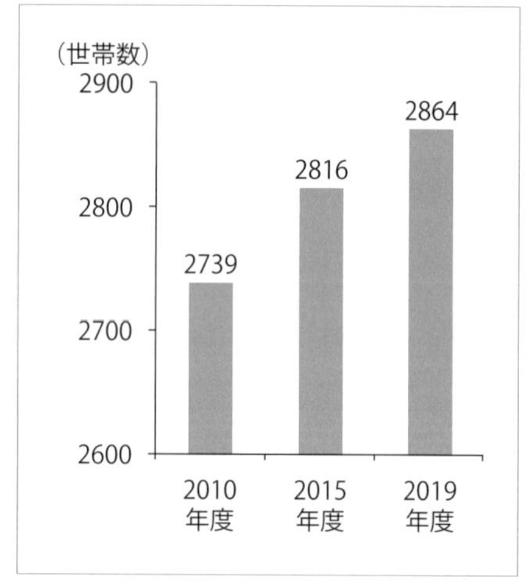

図 3　d 地区の 65 歳以上の単独世帯数

3）そのほかの調査，インタビューなどから収集した情報

・市がホームページ上に公開しているデータベースおよびセンターに開示される情報
・政府統計ポータルサイト e-Stat
・センターに寄せられる相談の内訳：相談の対象者の年齢と性別，相談に来所した人の続柄，相談内容
・介護保険の認定申請相談に関する情報
・地域サポート会議で得られた情報や意見（住民同士のネットワークやパワーバランス，地区の資源と住民とのつながりに関する情報，介護施設の地域参加に対する意見やニーズ）
・地域で行われているさまざまなイベントや行事に関すること．

[地域サポート会議]

目的	圏域の住民代表と関連機関が高齢者の現状と課題を共有する
開催回数	年 3 回
メンバー	地域包括支援センター職員，民生委員，圏域内交番警察官，郵便局職員，○○銀行職員，小規模多機能ホーム職員，d 地区高齢担当保健師，○○診療所医師

・d 地区内の小学校，中学校のホームページ

4）収集したデータのアセスメント

◆ **地域の強み**

・全国的に少子化が進むなか，国や市の平均を上回る年少人口割合を誇り，子どもが多い地区である．小学校は 1,500 人規模であり，高齢者に関心をもつことができれば，登下校時など見守りの目になる可能性がある．

・中学校ではボランティア活動グループがあり，地域のためにできる活動を考える活動をスタートし，地域行事に積極的に参加している．高齢者の喫茶や老人会の行事にも参加しており，子どもたちを高齢者支援に取り込む基盤がある．
・地区のさまざまな組織や機関が子どものネットワークを通してすでにつながっている．一からつながりを形成しなくても，既存のネットワークに入ることで，高齢者支援の体制づくりを行うことができる可能性がある．
・地区内に介護施設が多く，日頃から地域活動への参加を望まれている．地域密着型サービスが多く，推進会議を通して地域情報を届けており，顔の見える関係がつくられていることから協働して事業や体制づくりを行うことができる．
・センターがすでに関係構築している地区のキーパーソンの多くは，児童館ともつながりをもっていることから，児童館との顔つなぎを依頼することが可能である．
・児童館の行事として，子どもお仕事広場が開催されており，そのなかにセンターが一部入ることができる可能性がある．

※子どもお仕事広場

パン屋，お菓子屋，ネイルショップ，警察官，銀行員など，子どもが仕事を疑似体験できるイベント．警察や市の環境局など地域の各種団体，地域住民などさまざまな人が協働して実施している．子どもは，まず就労登録のブースに行き，自分の興味のある仕事場に体験（働く）の申込みをする．その後，一定時間仕事を体験（働く）することで，専用通貨を手に入れる．その通貨を使って，子どもお仕事広場内のお店で買い物をしたりサービスを受けたりすることができる．ゴミの再生利用体験や災害時の便利グッズ作成など，専用通貨を使わずに体験できるイベントも用意されている．

◆ 地域の弱み

・前期高齢者が後期高齢期に移行することにより，今後，見守りを要する高齢者が増加することが考えられる．
・地域で高齢者の見守りの中心的役割を担う人が高齢化しており，後継者が見つからない．
・同じ人が地域のいくつかの役を重複して担うことも多く，負担が大きい．これ以上何かを依頼することは難しい．
・生産年齢人口世帯は共働きが多く，地域活動の役割を担うことは難しい．
・住宅街に見守りを依頼できる商店などが少ない．

以上から，d 地区には高齢者数の増加や高齢者の見守りを担う地域組織自体が高齢化しているという現状があり，今後，既存の見守り力のみでは不十分になることが想定されました．しかし，新たに地域内での役割を増やすことや人材を早急に発掘することは困難な状況であることもわかりました．センターは，地域住民が負担感なく自然に高齢者を見守る目として機能する必要があると考えました．そこで，地域診断で明らかになったこの地区の強みである「子どもの存在とそのネットワーク」に注目し，子どもの力を取り込んだ新たな見守りシステムの構築を行うこととしました．

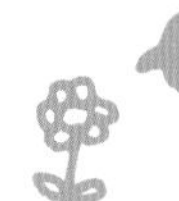

5）明確化された地域の課題

今後，見守りを要する高齢者が増加するにもかかわらず，見守り力が不足している．
子どもが高齢者に関心をもち，自然に高齢者を見守る力となることで，地域の見守り力を高める必要性がある．

短期目標：子どもたちが高齢者に関心をもつ
長期目標：地域のなかで高齢者を見守る機能の強化

4 地域の課題解決のために立案した計画

事業名	キッズヘルパー養成キャラバン
目的	子どもたちが楽しみながら高齢者について理解し，関心をもってもらうことで，地域の見守り力の向上につなげる．
計画の概要	圏域の介護事業所や子育て関連機関と協働し，子どもたちが楽しみながら高齢者に関心をもち，基本的なことを理解できる事業を開催し，参加者をキッズヘルパーとして登録する．児童館主催の子どもお仕事広場内で高齢者体験コーナーを開催する．

5 実際の活動内容

目標		「子どもお仕事広場『お年寄りを知ろう！体験コーナー』」を通してキッズヘルパーを 80 名養成する．
日時		●年●月●日●曜日 10 時～15 時
		午前の部（2 時間 30 分），午後の部（2 時間 30 分）の 2 部制で実施
対象者		小学生
場所		児童館
関連機関への依頼など		①地域のキーパーソンを通して児童館に協力依頼をし，児童館の既存事業である子どもお仕事広場に参画させてもらう． ②圏域内の介護事業所に参加案内（**図 4**）を送付する．
当日の運営準備	スタッフ	・地域包括支援センター 3 名（受付・全体調整） ・介護サービス事業所 6 名（模擬高齢者役 4 名，パネル・福祉用具コーナー 2 名）
	準備物品	高齢者の身体的特徴の説明パネル，福祉用具，模擬高齢者用の衣装とカツラ，キッズヘルパー登録証． 記念品登録証ホルダーと記念品は，介護サービス事業所の利用者に依頼しつくってもらう．

●年●月●日
B 地域包括支援センター

圏域内介護サービス事業所関係各位

キッズヘルパー養成に係る事業（児童館主催：子どもお仕事広場）への参加のお願い

時下ますますご清祥のことと，お慶び申し上げます．
平素より当センターの取り組みに深いご理解を賜り，厚く御礼申し上げます．
昨今，高齢者が住み慣れた地域で安心して生活が出来る体制づくりに向けて，各介護事業者の方々とセンターが協働で取り組むことが求められています．
この度，B 地域包括支援センターでは，「子どもの多い地域である」という圏域の特徴を地域の強みとして活かした見守りの仕組みづくりに取り組みたく思っております．
つきまして，下記の事業に，ぜひご参加いただき，地域の皆様と一緒に高齢者支援を進めていただきたく思います．

（以下省略）

図４　参加案内

ミッション B
d 町に住む太郎さんは、90 さいです。
今日は、ゆうびんきょくに手紙を出すため、家を出ました。
ゆうびんきょくには何度も行ったことがあります。
しかし、今日はなぜか、いつものゆうびんきょくに行くことができません。
どうやら道にまよってしまったようです。
さあ、ミッション開始です。
①あいさつをしてみよう
②自分の名前を言ってみよう
③どこに行きたいのか聞いてみよう
④みんなで、行きたい場所にあんないしてみよう

図５　ミッションカードの例

内容	子どもお仕事広場内で，専用通貨を必要としないイベントとして開催. ①ブースに来た子どもは受付をする. ②パネルを見ながら高齢者の身体的特徴を知る. ③車いすや杖，シルバーカーのコーナーで実際に触れる体験をする. ④ 3～4 名のグループで，模擬高齢者を対象にミッションカード（**図５**）に記載された課題に取り組み，子どもお仕事広場内に設置された模擬郵便局に案内する.

内容	⑤ミッションをクリアしたら，キッズヘルパー登録証と記念品をもらう． 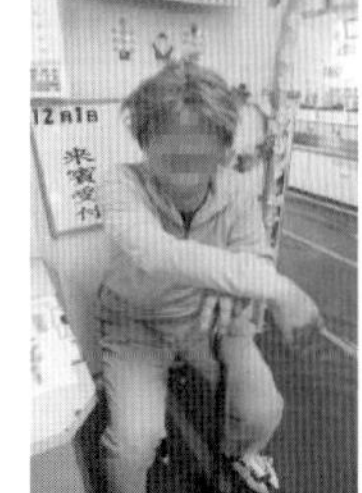 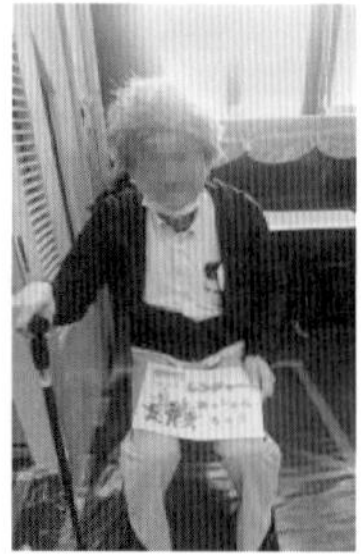 **図 6**　介護サービス事業所スタッフによる模擬高齢者 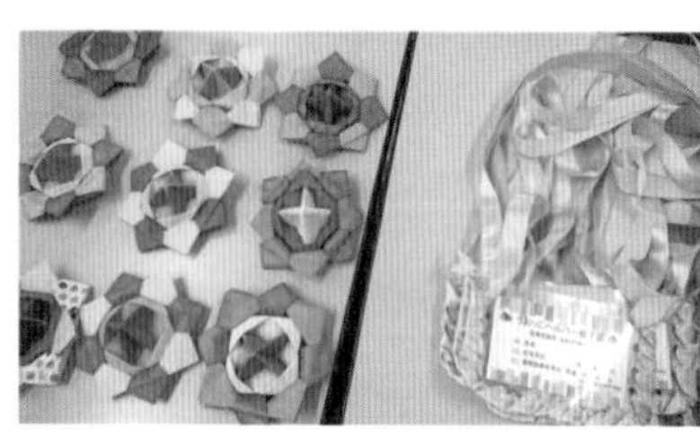 **図 7**　介護サービス事業所の利用者が作成した記念品と登録証のホルダー
結果	参加者：子どもお仕事広場全部で 574 名．うち体験コーナー参加者は 86 名(付き添いの保護者と乳児を除く)． 午前・午後ともに多くの子どもの参加があった．子どもたちは，パネルで高齢者の身体的な特徴を知ったうえで，模擬高齢者への声かけを行ったが，声が小さかったり早口で聞き取ってもらえなかったりしたこともあり，模擬高齢者から聞き返しをされることで，どうすればいいかグループで相談して大きな声にしたり，耳元で話しかけたりするなど，工夫をして再度チャレンジしていた． また，郵便局までの誘導では，子どもたちのペースで歩いてしまい，模擬高齢者が取り残される場面もあり，気がついた子どもが，自然に模擬高齢者の横に寄り添ってゆっくり歩を進める姿が見られた．普段高齢者を身近で支援している事業所のスタッフならではのリアルな演技で，子どもたちもより実際的な体験をした．

6　活動の評価

(1) プロセス評価

・高齢者に関する基礎的知識をパネルで説明し，その知識に関するミッションの事例を用意したことで，子どもらは体験を通して高齢者に対する関心をもつことができた．

・パネルで，高齢者は年を重ねると耳が遠くなることや，たくさんのことを一度に理解することが難しくなることを説明したことで，次のミッションでは，大きな声で話したり，ゆっくり一つひとつ話したりするなど，子どもなりにどうすればよいかを考えて模擬高齢者に接していた．

・福祉用具に触れるだけでなく，模擬高齢者が歩行補助具を用いて歩行する様子をリアルに演じたことで，具体的なイメージをもつことができた様子であった．

・介護サービス事業所のスタッフに模擬高齢者（**図 6**）をお願いしたことで，見た目はもちろんのこと，細かな仕草や反応まで非常にリアルで，会場でもその存在は際立っており，子どもたちや，その保護者の注目をあびていたことから，参加者の増加につながったと思われる．

・キッズヘルパー登録証と記念品（**図 7**）を介護サービス事業所の利用者に作成してもらえたことで，事前準備の効率化が図れた．

・時間帯によってミッションを待つグループがあったことから，待ち時間の使い方や模擬高齢者の人数など，次回開催に向けて検討する必要がある．

（2）アウトプット評価

・圏域の小学生が多数集まる「子どもお仕事広場」内に高齢者理解のブースを設けたことから，効率的にキッズヘルパーを養成することが可能になり，目標人数を達成できた（目標人数：80 名，キッズヘルパー養成人数：86 名）．

（3）アウトカム評価

①短期目標の達成状況

・模擬高齢者が聞こえていない様子や戸惑う様子をキャッチし，次の策をグループで話し合うなど，興味をもってミッションに取り組む姿勢が見られた．

・限られた時間ではあったが，高齢者に関心をもち，身体機能や認知機能が子どもたち自身とは違うことに気がつくなかで，高齢者の立場にたって物事を考えてみる機会となっていた．

②介護サービス事業者に対する成果

・圏域の介護サービス事業所にキッズサポーターの依頼をしたことで，5 カ所の事業所から協力があった．今回の参加をきっかけに，介護サービス事業所同士のつながりが形成され，今後，情報共有や事例検討会の実施，新たな事業の展開など可能性が広がった．

・世話役で参加していた住民との顔と顔のつながりもできたことから，今後，介護サービス事業所と住民が協働して地域支援を展開する際の一助となった．

③住民に対する成果

・今回の体験コーナーの対象者は小学生だったが，付き添いの親が多く参加していた．そのため，子どもと一緒に親もスタッフの説明を熱心に聴く姿が見られた．「そういえば，最近，この辺も高齢者が多くなったと思う」「うちの親も年をとってきたし，他人事ではない」など，親も関心を寄せていた．

・福祉用具の場面では，子どもと一緒に親も車いすや杖を手にとっていた．また，子どもがミッションを遂行していく場面では，親も一緒に子どもの話し合いに入って「もうちょっと近くで話をしてみたら？」「早口でわかりにくいのかも」などと助言をする場面もあり，子どもの体験を通して，子育て世代層の関心も高まっていた．

7　地域診断をしてみてよかったこと，変わったこと

◆ 住民の変化

・センターが明確かつ客観的な根拠をもって，地域住民へ地域の現状と今後の課題を説明できるようになったことで，住民がエンパワメントされ，主体的に地域の課題に取り組む姿勢が醸成されつつある．それまで，高齢者の増加に付随して生じる問題に対する地域住民の関心の度合いはけっして高いとはいえなかった．また，関心はもっていても，地域が 10 年後 20 年後どうなる

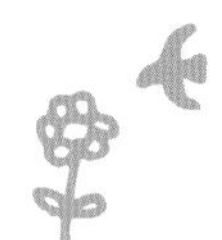

か長期的な展望をもって課題をとらえている地域はほとんどない状況だった．今では，地域のキーパーソンを中心に関心の輪が広がっているように感じている．
・認知症高齢者の見守りなど，「住民がセンターから頼まれて参加する」から「センターと住民が目標を共有して一緒に取り組める関係」へと変わった．

◆ **センターの変化**

・地域の課題をキャッチするだけでなく，普段から強みは何かにもアンテナを張るようになった．
・地域診断を通して，職員が地域の特徴や課題について共通認識をもつことが可能になり，異なる専門性を発揮しつつ同じ方向性をもって支援を行うことが可能になった．
・地域診断が通常業務のなかに位置づけられ，定期的にミーティングを開催し，情報の見直しや追加を行うようになった．
・そのほかの業務も，根拠をもって行うことを意識するようになった．
・明確な根拠をもって地域の課題を説明できることから，関係機関などに事業への協力や協働を依頼しやすくなった．

8 事例のポイント

この事例のポイントは，地域診断を行ったことで，スタッフが常日頃から主観的にとらえていた地域の状況が地域の強みとして客観的に明確になった点です．さらに，地域診断により地域の既存のネットワークがみえたことで，地域特性に応じた効果的・効率的な解決方法につながりました．

d 地区では，見守り力の強化が必要であるにもかかわらず，力となる商業施設や民間業者が少なく，若い世代を中心的役割に取り込むにも限界があることが大きな課題でした．しかし，地区内に子どもが多いということを感じていた職員は，高齢者には一見関係がなさそうに思われる情報も丁寧に収集し，子どもの力を地域の強みとしてとらえたことから新たな発想が生まれ，これが打開策となりました．「どのような情報をどこまで収集すればよいか，キリがない」という声は，地域診断に初めて取り組む場合，非常によく聞かれる意見です．しかし，本事例のように，日常業務のなかで直感的に感じているものには，職員としての経験のなかで培われ張り巡らされたアンテナでキャッチされているものも多いものです．一見関係のなさそうに思われる情報でも，アンテナに触れれば逃さずに収集しておくことが，場合によっては課題解決の重要な糸口になることを本事例は示しています．

また，地域診断により，一から住民同士や地域のキーパーソンをつなげるのではなく，すでに他世代で形成されているネットワークを活用しそこに参入すること，また，そのために地域の誰に協力を求めればよいかということが見えてきたことで，効率的な新たなアプローチが可能になりました．センター業務が多忙を極めるなかで，地域の課題を効率的に解決に導く手法を考えるには，足りないものを新たに創生する視点だけでなく，既存の組織や力，資源を活かしていく発想が欠かせません．このように，地域診断は地域課題に対する効率的な支援方法を明らかにするためにもたいへん有用な手法といえます．

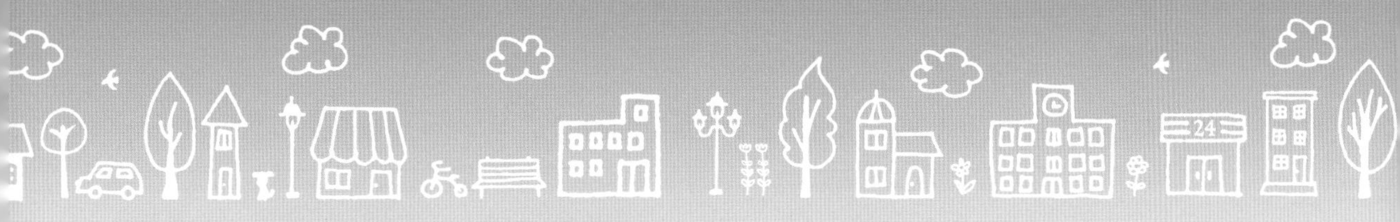

3…住民一人ひとりの強みをつなぐ「地域の場づくり」

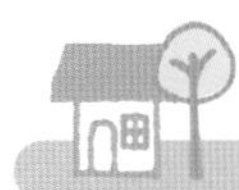

事例の紹介

C 地域包括支援センター（以下，センター）の職員は，地域診断を行う前から，C 圏域内の集合団地で「孤独死が多い気がする」という感覚をもっていました．この課題を未然に防ぐために，地域診断を行い，地域住民の生活に起こっていることと課題への対応策を明確にしました．集合団地は，山の斜面に建設されており，高低差の大きい地理的な特徴をもち，買い物や受診，集会所へ行くには，坂を上り下りする必要がありました．特に高齢者は，介護度が高くなると独居での生活が難しく転出するため，住民の入れ替わりが多い状況でした．

はじめに，坂を上り下りせずに歩いて行ける団地内に集いの場を移動しました．通いやすい場所での開催となったことで，参加者が増加し，さらに参加者がボランティア活動を行うといった活動が広がり，住民一人ひとりができることが増えていきました．「住民同士が“互いにつながっている”という感覚をもつ」こと，「地域住民それぞれが“できる”ことを，住民が相互に知る」ことができるようになり，日々の住民同士による見守りが実現し，孤独死はゼロとなりました．

地域包括支援センターと民生委員・児童委員は，地域の見守りをさらに強化し，集合団地管理事務所は，集会所の無料化と団地内の公園整備といった環境づくりを進めています．今では，支援者はできることを行動に移し，地域をよりよく支援するためのきめ細やかな活動と連携が日常となりました．

1　圏域の概要

センターが管轄している圏域は人口が 31,947 人で，高齢化率は 31.2%です．山間部に位置し，東西に細長く，農村部と新興住宅地が混在する自然と住宅が相まった閑静なまちです．

2　地域診断を行うまでにセンターが感じていた問題意識

集合団地内には，広場や空き地がありますが利用者は少なく，隣に住んでいる人同士の交流は疎遠で，「隣の人が，どんな人か知らない」といった住民の声を，センターの職員は聞いていました．

集会所には，複数のサークル活動があり，集合団地以外の地域住民も参加していましたが，集合団地の人の利用が半数を超えていました．しかし，この集会所は高台にあるため，集合団地からは長い坂を登って来なければならず，サークル活動に参加する人は，自力でこの高低さを歩いて来られる人に限定されていました．この地区の高齢化率が圏域と比べると低いのは，高齢になり要介護度が上がると，ほかの地区へ転居しているためではないかと考えていました．

病院関係者からの問い合わせに，「集合団地のひとが入院したので，そのひとの親戚へ連絡を取りたいが，まったく連絡がつかない」といった内容が立て続けにありました．

また，民生委員・児童委員や集合団地管理者からは，集会所で開催している給食会や季節のイベントで，「○○さんを，最近は見かけない．（センターから）一度，自宅へ行って確認してほしい」といった依頼が毎月のように寄せられることがありました．依頼を受けた職員が自宅を訪問すると，孤独死に至っているケースが年に 1～2 件あり，なかには数日が経過していたケースもありました．

これらの状況から，センターでは，「どうして，この地域には孤独死が多いのだろうか？」と，地域の現状と課題について議論を重ね，c 地区で起こっていることを再度見直し，今できる活動を進めていくことにしました．そこで，“何かが起きる”前に何らかの対応ができるように，（その人が）“いつもと違う”ことを，地域住民の誰かが事前にわかることができれば，孤独死は防げるの

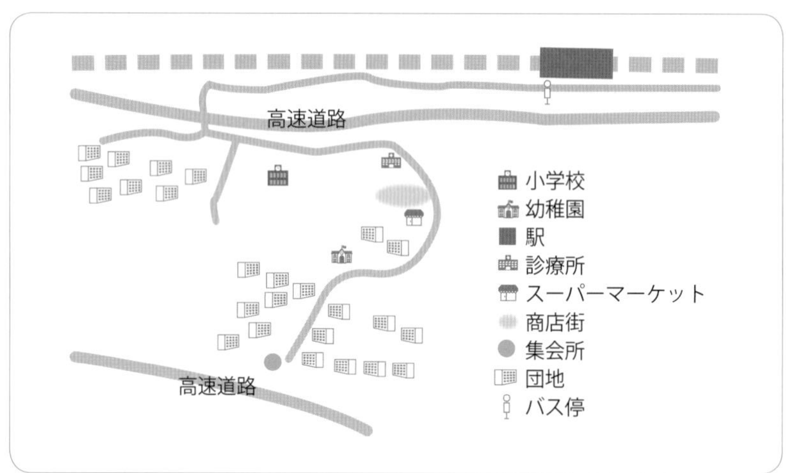

図 1　c 地区の地図

表 1　人口構成（2018 年度）

	人口（人）	高齢者数（人）	高齢化率（%）	世帯数（世帯）	要介護認定者のうち要支援 1・2 と要介護 1・2 を合わせた割合（%）
圏域	31,947	9,980	31.2	14,495	35.5
c 地区	8,303	2,185	26.3	2,288	85.0

ではないかと考えました．また，友人や知人が，その人を定期的に訪問していれば，何か起こったとしても，長いあいだ誰にも気づかれずに時間が経つこともなくなるのではないかと考えました．

3　センターが行った地域診断の実際

1）対象としたｃ地区の概況

ｃ地区は人口が 8,303 人で，駅からは徒歩 15 分程度のところにある集合団地で，高齢化率は 26.3％と圏域と比べ高くありません．1970 年代に入居が開始され，入居率は 80％を常時超えていますが，転入出が多く住民の入れ替わりが激しい団地です．集合団地のエリアには，小規模のスーパーマーケットが 1 件ありますが，品揃えのよい大型のスーパーマーケットは，徒歩 30 分程度かかる隣まちにあります．診療所が 1 カ所（整形外科・歯科）あり，一般病院は，隣まちにあります．路線バスは団地内にはなく，一般病院の送迎バスを，受診帰りの買い物に利用している人もいます．自治会はなく，老人会はあり，団地の管理は入退居を含め，集合団地管理事務所が行っています．集会所は 1 カ所あり，さまざまなサークルや給食会が開催されていますが，坂の上にあるため，利用者は限られている状況でした．また，集合団地内には公園やベンチが設置されていますが，利用者は少なく，地域住民同士が顔を合わせる機会は少ない状況でした．

2）既存資料，日々の活動からの情報

◆ **コミュニティ・アズ・パートナーモデルによるｃ地区の情報**

コミュニティコア（地域で暮らす人びと）	集合団地が地区の中心となっている．駅から徒歩で 15 分程度かかる． 1970 年代に入居が開始され，現在の入居率は 85％である．年間の転入出は 100 戸前後で，住民の入れ替わりが多い． 要介護認定者の内訳は，要支援 1・2 が 40％，要介護 1・2 が 45％で，介護度が低い人の割合が高い．
物理的環境	最寄り駅から徒歩 15 分程度．駅と集合団地の高低差は約 50 メートルあり，坂と階段が多い． 山の斜面に沿って立ち並び，閑静な土地． 小さなスーパーマーケットが団地の近くに 1 カ所ある．品揃え豊富なスーパーマーケットは，隣まちにある．
教育	ｃ幼稚園，ｃ小学校がある．
安全と交通	公共交通機関は，鉄道が 1 路線，東西に走っている． 路線バスは団地外に 20～30 分に 1 本ある． 夜間は，人通りは少ない．
政治と行政	自治会はないが，老人会はある．
保健と社会サービス	診療所は整形外科と歯科の 2 診療科がある． 一般病院は，隣まちにある．

コミュニケーション	集合団地管理事務所が設置されており，団地全体の管理を担っている． 友愛訪問の活動が実施されている（平均年齢 75 歳）． 給食会（月 1 回，参加者 40 名），友愛訪問食事会（月 1 回，参加者 20 名），喫茶（週 1 回，参加者 10 名）が開催されている． 地域情報は掲示板で周知される．回覧板はない．
経済	駅の周辺に商店街（パン屋，喫茶店，電器屋，自転車屋，理美容店，本屋）がある． 小規模スーパーマーケットが 1 件あり，大型スーパーマーケットは隣まちにある．
レクリエーション	集会所が高台に 1 カ所ある．開催されているサークルは，書道，パソコン教室，生け花，折り紙，手芸，民謡，カラオケ，短歌，料理教室がある．

3）そのほかの調査

①c 地区の介護保険を利用している高齢者がどの程度いるのかを把握するために，担当ケアマネジャーへアンケート調査を実施しました．

アンケート内容：

・圏域内で担当しているケアプランの介護度別人数

・集合団地内で担当しているケアプランの介護度別人数

②高齢者が 65 歳になったときの生活機能評価のデータを活用し，生活状況を把握しました．

4）収集したデータのアセスメント

◆ **地域の強み**

・圏域全体と比べて，元気に活動できる高齢者や，一人で生活できる高齢者が多い（ケアマネジャーへのアンケート調査から）．

・圏域全体と比べて，運動機能が低下している割合が少ない（基本チェックリストから）．

・集合団地へ行くには坂道と長い階段を利用する．坂の途中には，休憩できる公園やベンチがある．

・集合団地内に路線バスは通っていないが，1 日数本の病院の送迎バスがある．

・集会所では，複数のサークル活動，給食会，喫茶が開催されている．

・小規模のスーパーマーケットと個人商店がある．

・日常生活用品がすべて揃う大型スーパーマーケットは集合団地の外にある．

・集合団地管理事務所が設置されている．

生活機能評価から運動機能の低下が低いこと，要介護認定者のうち要支援 1～要介護 2 の住民が多く，元気な高齢者が多いことが明らかとなりました．その理由は，団地周辺にはバスが通っておらず，日常生活における移動は，徒歩が中心であること，団地内のスーパーマーケットは規模が小さく，集合団地の外にある大型スーパーマーケットまで徒歩で出かけており，活動量が大きいことが考えられました．また，集会所でのサークル活動や給食会に参加できる高齢者は，人びとと交流ができる機会があります．集合団地管理事務所は，集合団地の住民にとっては，何かあれば相談ができる窓口となっています．

◆ **地域の弱み**

・自治会がなく，年間 100 件以上転出入があり，地域住民同士のつながりが薄い．
・回覧板が回っていないこともあり，地域住民同士が普段から顔を合わせる機会が少ない．
・年間 1～2 件の孤独死がある．
・日常生活用品がすべて揃う大型スーパーマーケットは集合団地の外にある．
・集会所が高台にある．

坂が多いという地理的な特徴から，要介護度が高くなると他地域へ転居したり施設へ入所したりしている可能性があり，見守りの体制が築きにくいと考えられました．そして，足腰が弱ると，買い物の荷物を持って坂を上がることが難しくなり，宅配を利用するなど外出の機会が少なくなる傾向にありました．集会所が高台にあるため，自力で行くことができない高齢者は，集う機会が得にくい状況にありました．

5）明確化された地域の課題

地域の課題として，見守りの体制が築かれていないことから孤独死が発生していること，集会所が高台にあるため交流の場をもてる住民の割合が少ないこと，元気な高齢者が多いのでできることを増やすこと，外出の機会を確保するため運動機能を維持することが上がりました．そのために，高齢者が外出できる機会をもつこと，住民同士が交流できる機会を設けることに重点を置きました．

長期目標：気軽に助け合いのできる，いつまでも元気な高齢者が多いまちをつくる
短期目標：元気な高齢者の活躍の場を増やす．集会所で開催されている喫茶の参加者（10 名）を毎年 5 名ずつ新規で増やす

4　地域の課題解決のために立案した計画

①元気な高齢者の活動の場をつくる
・「なんでもお手伝い」（自宅の電球交換など）ボランティアを募集する．
・ボランティアに喫茶のボランティアも担っていただく．
②喫茶の広報
・多くの人に知ってもらうために喫茶活動案内（きずな通信）を作成する．
・喫茶活動案内（きずな通信）を集合団地の掲示板とスーパーマーケットに掲示する．
・集合団地管理事務の協力を得て，新入居者へ喫茶活動案内（きずな通信）を配布する．
③喫茶の参加者の拡大

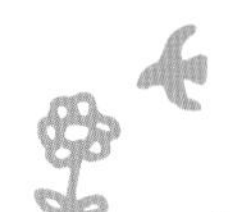

・喫茶の参加者から参加していない知り合いに声をかけてもらう.

④運動機能の維持

・ボランティアや喫茶に参加すること自体が，介護予防につながっていることを伝え続ける.

5 実際の活動内容

(1) 第一段階：ボランティアの誕生

2010 年 12 月に，困っている人を支援する「なんでもお手伝い」ボランティア講習会を「気軽に助け合えるまち」をテーマに開催しました．講習会の周知は，センターが作成したチラシを，集合団地全戸に配布しました．2011 年 4 月には，民生委員・児童委員から 5 名のボランティアが誕生しました.

2011 年 4 月に活動が開始された「なんでもお手伝い」ボランティア活動は，当初，5 名の民生委員・児童委員が必要なときに支援を行っていましたが，活動回数は少ない状況にありました．その理由は，依頼したいが“知らない人を家の中に入れることの不安がある”ことでした．「まず住民同士が顔見知りになる」機会が必要と考えて，「ボランティア会議」と同じ日に「喫茶」を開催し，定着させる意見が出されました．10 月には，喫茶を集会所で月に 1 回開催することにしました．喫茶を通して顔見知りになった住民からの「なんでもお手伝い」依頼件数が増え，その活動が浸透したことから，ボランティアを希望する住民の「もっと地域の皆さんの役に立ちたい」という思いが，民生委員・児童委員へ届くようになりました．12 月には，顔見知りになるための「喫茶」を運営するボランティアが 5 名誕生しました.

2012 年には，さらにボランティアを増やすことにしました．ボランティアになってもらう人は，地域の給食会に参加されていない人で，病状や年齢は関係なく，意欲のある人としました．周知方法は，すでにボランティアになっている人からの直接の誘いと，集合団地管理事務所によるチラシの配布です．「地域の困っている人や不安を抱えながらに暮らしている人の手助けをしたい」と，大工仕事や電気関係，パソコン操作に長けたさまざまな力をもつ人がボランティアとして集まりました．在宅酸素を利用している要支援 1 の人もいました．その人は，パソコンが得意で，会議や報告会の議事録を作成してもらいました．集合団地管理事務所もボランティア活動で使用する集会所の利用料を無料にしてくれました.

(2) 第二段階：ボランティア活動の定着と周知

ボランティア活動を継続するために，「喫茶」を定期的に開催し，活動報告，ボランティア活動を広げるための集いの場，ボランティア募集の方法を検討しました.

また，ボランティア活動が定着し，「喫茶」の運営ボランティアやボランティアの参加者を増やすため，活動通信（きずな通信）を，ボランティアの意見を取り入れながら作成しました（**図 2**）．きずな通信は，集合団地管理事務所や集合団地内の店舗の協力を得て，配布しました．集合団地管理事務所には，「きずな通信」を常備し，新しい入居者へ渡してもらいました.

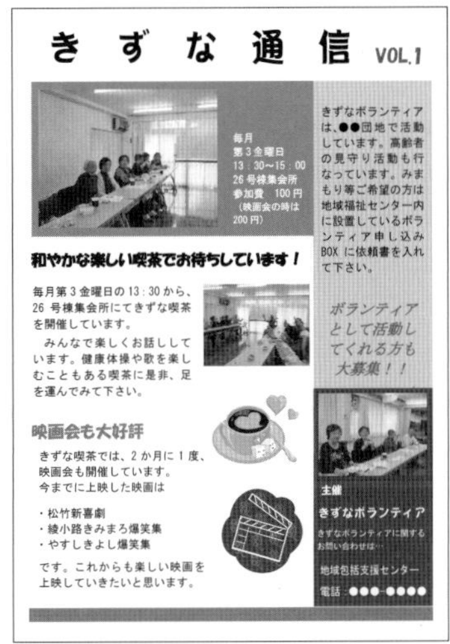
きずな通信 VOL.1
毎月
第３金曜日
13：30～15：00
26号棟集会所
参加費　100円
（映画会の時は
200円）
きずなボランティアは、●●団地で活動しています。高齢者の見守り活動も行なっています。みまもり等ご希望の方は地域福祉センター内に設置しているボランティア申し込みBOXに依頼書を入れて下さい。
和やかな楽しい喫茶でお待ちしています！
毎月第３金曜日の13：30から、26号棟集会所にてきずな喫茶を開催しています。
みんなで楽しくお話ししています。健康体操や歌を楽しむこともある喫茶に是非、足を運んでみて下さい。
ボランティアとして活動してくれる方も大募集！！
映画会も大好評
きずな喫茶では、２か月に１度、映画会も開催しています。
今までに上映した映画は
・松竹新喜劇
・綾小路きみまろ爆笑集
・やすしきよし爆笑集
です。これからも楽しい映画を上映していきたいと思います。
主催
きずなボランティア
きずなボランティアに関するお問い合わせは…
地域包括支援センター
電話：●●●-●●●●

図２　活動内容

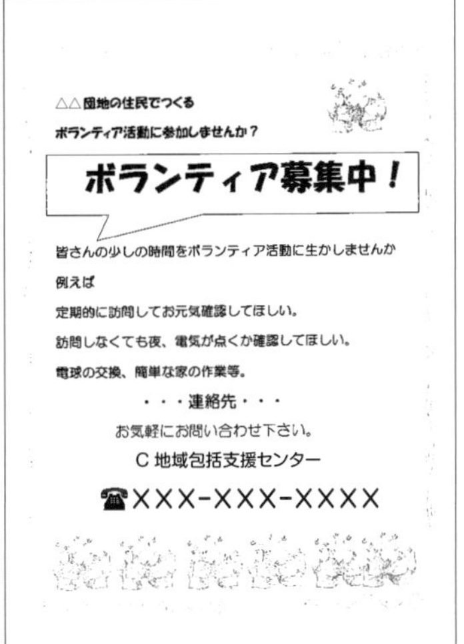

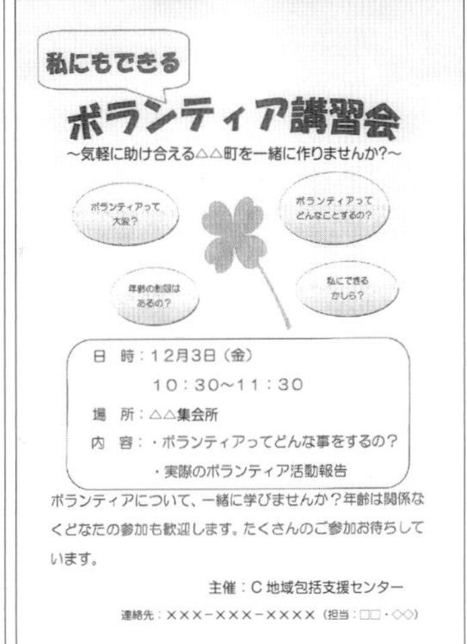
私にもできる
ボランティア講習会
～気軽に助け合える△△町を一緒に作りませんか?～
ボランティアって大変？
ボランティアってどんなことするの？
年齢の制限はあるの？
私にできるかしら？
日　時：12月3日（金）
10：30～11：30
場　所：△△集会所
内　容：・ボランティアってどんな事をするの？
・実際のボランティア活動報告
ボランティアについて、一緒に学びませんか？年齢は関係なくどなたの参加も歓迎します。たくさんのご参加お待ちしています。
主催：C地域包括支援センター
連絡先：XXX－XXX－XXXX（担当：□□・◇◇）

図３　ボランティア募集のチラシ

表２　活動の時期と内容

時期	活動	誕生したボランティアの人数
2010年10月	ボランティアの募集の説明会開催 （民生委員・児童委員へボランティアの必要性の説明と募集の時期の検討）	
2010年12月	「なんでもお手伝い」ボランティア募集 ボランティア講習会開催（**図３**のチラシ）（ボランティアの活動内容のレクチャー）	民生委員・児童委員による「なんでもお手伝い」ボランティアが５名誕生
2011年	「なんでもお手伝い」ボランティア活動開始 新規ボランティア向け講習会開催 喫茶「ボランティア」活動開始 定例ボランティア会議（活動報告会）を1回/月開催 10月からボランティア会議と喫茶を同日開催	「なんでもお手伝い」ボランティア８名誕生 「喫茶」ボランティアが５名誕生
2012年	訪問グループ活動開始「お元気ですか」訪問ボランティア活動開始（3つのグループに分かれて訪問活動を実施） 定例ボランティア会議（活動報告会）・喫茶を1回/月開催	「お元気ですか」ボランティアが18名誕生 「喫茶」ボランティアが５名増加

（３）第三段階：知り合いから知り合いへ口コミによる広がり

「喫茶」の参加者から，知り合いにも声をかけてもらうことで，口コミで「喫茶」の案内が広っていきました．また，「喫茶」以外の活動（給食会）でも，「きずな通信」を配布してもらい，多くの人の手に渡るような工夫をしました．

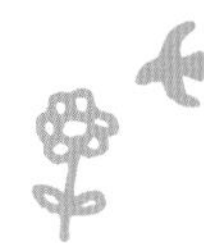

（4）第四段階：喫茶に参加することが介護予防につながっていることを伝え続ける

「喫茶」の参加者へどのような生活が介護予防につながるのかを楽しみながら理解してもらえるように，センター職員が，介護予防の体操と体操のポイントの説明，脳のトレーニングを含めたゲームを用いながら，啓発を続けました．

6 活動の評価

（1）プロセス評価

・「なんでもお手伝い」ボランティア活動は，「喫茶」を開催することで広く住民に周知され，ボランティアと利用者数ともに増加した．

（2）影響評価

・新しいボランティアが計 41 名誕生した．
・孤独死はゼロになった．

（3）アウトカム評価

・地域住民の訪問による見守り体制の充実と，喫茶を通した交流が増えたことで，住民同士が「いつもと違う」感覚を察知して，声のかけ合いができるようになった．そして，「喫茶」やボランティア会議を通して民生委員・児童委員と集合団地管理事務所との情報交換の機会が増え，自然とネットワークが濃密になった．
・地域包括支援センターと集合団地管理事務所だけでなく，地域住民同士が，事前に地域住民の健康状態を相互に把握できるようになったため，急な事態への対応が減った．
・これまでの活動を通して，地域包括支援センターと集合団地管理事務所の存在が，住民により認識されるようになった．
・地域包括支援センターの活動を，本人のみならず家族や親戚が知ることで，本人に何かあったときの連絡方法をあらかじめ相談することができ，以前は起こっていた「連絡が取れないケース」がなくなった．
・集合団地管理事務所がボランティア活動を知り，協賛することで，集合団地内の公園の手入れや，一息できるベンチと子ども用すべり台の設置がされ，公園が住民の交流の場となるよう環境づくりによって，活気のある集合団地となった．

7 地域診断をしてみてよかったこと，変わったこと

◆ 地域と住民の変化

・さまざまな機会に地域の概況と地区の変化をデータで具体的に伝ることが，住民が地域の状況をより深く知り，考えるきっかけになった．
・住民が自分が住む地域で起こっている現状を納得・理解したことによって，自分ができる活動を進め，地域全体の活動へとつながった．
・短期目標を場所や数値まで具体的に伝えたことで，住民にとって目指すゴールが明確になり，実際の具体的な活動につながった．
・住民同士が「喫茶」や地区のイベントに誘い合うことが日常になった．
・イベントの参加者がボランティアになるといった循環が生まれた．

◆ 地域包括支援センターの変化

・地域診断を行うことで，地域の強みや弱みを，根拠をもって示せるようになった．
・地域の特徴が目に見えるようになり，目標の設定が具体化し，進捗管理ができるようになった．
・ほかの地域と比較することで，今まで気に留めていなかった点に新たに気づくことができた．
・民生委員・児童委員，集合団地管理事務所と課題と目標を共有することによって，同じ方向性をもって活動を行うことができた．また，地域活動支援センターの活動が広がり，広報活動にも生かすことができた．

8 事例のポイント

今回は，住民の孤独死を未然に防ぐため，「お互いが気軽に助け合い，いつまでも元気な高齢者の多いまち」に向け，活動を目指しました．具体的には，坂を上らなくてすむよう，集合団地内に集える場を移動したこと，「喫茶」という集いの場を活用して，住民同士のつながりを拡げ，強化したことです．今では，地道な活動が地域の活性化につながっています．

地域診断を行うことで，専門職だけでなく，だれもが地域全体を見渡すことができます．地域の現状と課題が見えるようになることで，スピーディに地域住民と関係機関との情報共有ができました．そして，地域包括支援センターが日頃から伝えたいメッセージと目指すゴールが，地域住民に理解されやすくなりました．今回の地域診断によって，地域の全体像を具体的に把握でき，協働した活動が行えました．これからも，地域包括支援センターと地域住民，関係機関が，地域にアンテナを張り巡らせ，さまざまな情報をキャッチする感覚を鋭敏にしていくことが求められます．

今回の地域診断によって，地域の全体像を具体的に把握でき，協働した活動が行えました．これからも，センターと地域住民，関係機関が，地域にアンテナを張り巡らせ，さまざまな情報をキャッチする感覚を鋭敏にしていくことが求められます．

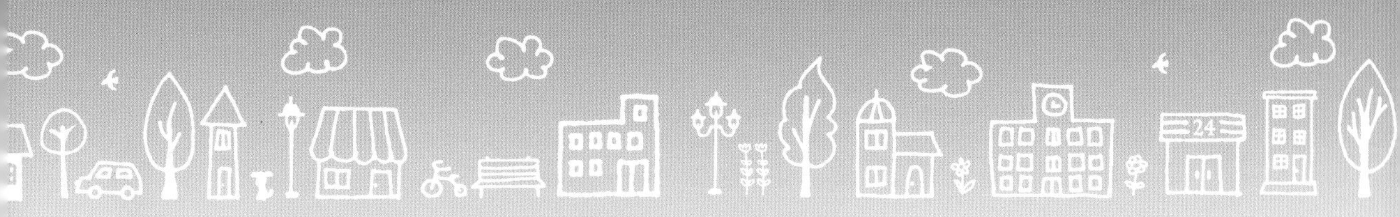

4… 次世代の担い手が少ない地域での高齢者の集い場の立ち上げ

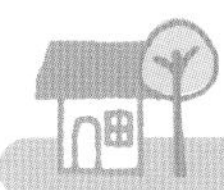

事例の紹介

D 地域包括支援センター（以下，センター）の職員は，地域診断をきっかけに，高齢化が急速に進んでいるだけでなく，民生委員や地域のボランティアの高齢化も進んでいることや，若者の増加が非常に少ないことから次世代の地域の担い手が少ないことに気づきました．当圏域の地域は古くから住民のつながりが強い地域であるため，その強みを活かしてコミュニティを活性化する必要があるとセンターの職員は考えました．そのため，センターの職員は住民同士でコミュニティについて話し合える場の設定と高齢者同士のつながりを強くするための集い場の立ち上げを計画しました．地域診断を通して，高齢者の人口特性やニーズ，支援する住民のマンパワーやキーパーソンの有無について把握し，その情報を住民や関係者と共有し，話し合いを行いました．これらのことから，住民の力をうまく引き出すことに成功し，高齢者が集う場の立ち上げに至ることができた事例です．

1 圏域の概要

このセンターの圏域は，人口 3 万 2,343 人（うち高齢者数 9,153 人），世帯数 7,341 世帯，単独世帯 5.8%，高齢者世帯 9.8%，高齢化率 28.3% です．この 10 年で高齢化が徐々に進んでおり，特に後期高齢者が増加しています．要介護認定者の割合は総高齢者数の 16.4% ですが，要支援が 42.1%，要介護 3 以上は 50.3% です．一方で，年少人口割合は 12% であり，年々減少傾向にあります．また，長年居住している高齢者同士は顔なじみが多く，助け合いや相互の見守りが自然とできるネットワークが一部残っています．1 年前に圏域内の公共団地が閉鎖になることが決定し，このことから住民同士のつながりが急激に希薄化する可能性が考えられます．また，この圏域には，大きな商店街が 2 カ所あり，長年営んでいる八百屋や総菜屋が複数みられます．高齢者が気軽に立ち寄ることができる昔ながらの喫茶店も複数あるため，独居の高齢者はそこで朝食や昼食をとる人も多いです．住まいとしては，古くからの戸建て住宅が多い地域です．

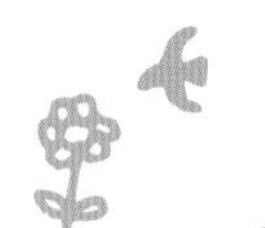

2 地域診断を行うまでにセンターが感じていた問題意識

地域診断を行う以前は，「何となくあの地区では支えあいが弱くなってきている」「何となく地域の集い場が少ない」「何となくこのような相談が多い」など何となく圏域全体を把握しているような状態でした．今回対象としているｄ地区では，民生委員が少なく，給食会などの集い場が定期的に開催されないことから，センターはｄ地区に対してどのようにアプローチしていけばいいのか悩んでいました．ｄ地区から圏域の福祉センターへ行くためには急な坂があり，けっして行きやすい立地環境ではありません．また，センターへの相談件数も他地区に比べ少なく，ｄ地区内の公共団地が閉鎖になったことから住民同士のつながりが急激に希薄化する恐れもあります．センターは，ｄ地区へのアプローチを可視化するため，地域診断の手法を日々の業務に取り入れることにしました．

3 センターが行った地域診断の実際

1）対象としたｄ地区の概況

ｄ地区は，人口が約 1,600 人の小さな地区です．高齢化率が 39%と高く，転入する若い世代も少ないです．また，公共団地が閉鎖になるため，少子高齢化だけではなく，人口減少もみられています．一方で，古くから続く商店街があり，そこでは活気のある商店が並んでいます．ｄ地区に住む多くの住民はその商店で日常生活品を揃えることができ，また商店街に人びとが集まることで，高齢者が顔を合わせる機会ともなっています．長年この地区に居住している高齢者は顔なじみの人が多く，助け合いや相互の見守りが自然とできるネットワークが残っています．一方で，民生委員や地域のボランティアも年々高齢化が進んでおり，支援者側の世代交代も課題のひとつとなっています．

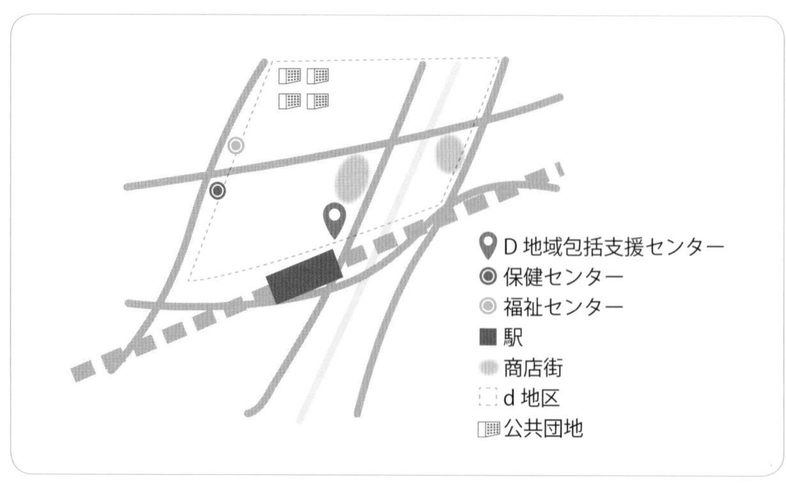

図 1 圏域の地図

2）既存資料，日々の活動からの情報

◆ コミュニティ・アズ・パートナーモデルによる D 地域の情報

コミュニティ・コア（地区で暮らす人びと）	・人口 1,622 名. ・世帯数 234 世帯，単独世帯 10.2%，高齢者世帯 39.2%. ・高齢化率 39.0%，高齢者数 568 名.
物理的環境	・南北に流れる川に沿った市街地の東側に高齢者が多く，西側には新興住宅街として子育て世帯が多い. ・東側から西側にかけて坂道になっており，勾配も大きい. ・昔から続くたいへん活気のある商店街が 2 つある. ・北部に公共団地が 4 棟並んでいる．うち 3 棟が老朽化に伴い昨年度閉鎖された. ・店舗や金融機関も多いため，日常生活が自立しやすい強みがある.
教育	・小学校 1 校，保育所 1 カ所. ・近年児童数の減少に伴い地区内の小学校の統合があった. ・公民館 1 カ所.
安全と交通	・公共交通機関は鉄道（私鉄）が 1 路線，市の東西に走っている．鉄道の駅は圏域の中心にあるため，多くの住民が利用する. ・路線バスが駅から東西方向に走る．20 分に 1 本ほど走っているため，比較的利用する人は多い. ・主な交通手段は鉄道および路線バスである．そのため，自家用車を保有している家庭は多くはない. ・圏域内に 1 カ所の警察署がある．犯罪件数は少ない. ・商店街と国道以外は夜間は街灯が少なく真っ暗になる. ・昼間は買い物客などで人通りが多いが，夕方には市場と商店街が閉まるため急に街並みが暗くなり，歩いている人はほとんどいない.
政治と行政	・少数だが政党・政治家のポスターが住宅や商店に貼られている．偏った政党などはみられない. ・保健センターが高齢者のための認知症予防推進の施策を行っているため，駅前やバス停に啓発ポスターがみられる.
保健と社会サービス	・医療機関は診療所 3 カ所，歯科診療所 1 カ所. ・総合病院が圏域外の南側に隣接している. ・訪問看護ステーションが 2 カ所，居宅介護事業所 3 カ所. ・通所リハビリテーション施設が 3 カ所，介護老人保健施設が 1 カ所. ・地域包括支援センターがサポートしている認知症の当事者と家族が集まることができる場が 1 カ所ある
コミュニケーション	・長年居住している高齢者は顔なじみの人が多く，助け合いや相互の見守りが自然とできるネットワークが残っている. ・民生委員が中心となり，給食会が数年前から 1 カ所立ち上がった. ・昨年度に閉鎖となった公共団地の影響で，人口の流出が多い. ・婦人会が 1 カ所，老人会が 1 カ所.

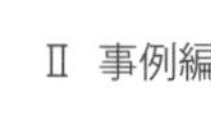
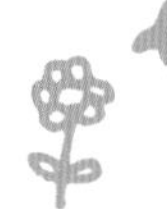

経済・産業	・商店街が2カ所あり，古くからの魚屋や八百屋が多数開いている．商店街内の商店の多くの経営者や従業員は，近隣から徒歩あるいは自転車で通っている．経営者や従業員に若者は少ない． ・商店街やその周辺には喫茶店が3カ所あり，高齢者は朝食や昼食をそれらの喫茶店でとる人も多い．
レクリエーション	・市営の公園が4カ所ある．小学校の近くの公園では，夕方に小学生が多く遊んでいる． ・福祉センターが3カ所あり，高齢者や子育て中の親子が集うイベントが多く開催されている． ・1カ所の公園では高齢者のグランドゴルフが頻繁に行われている．

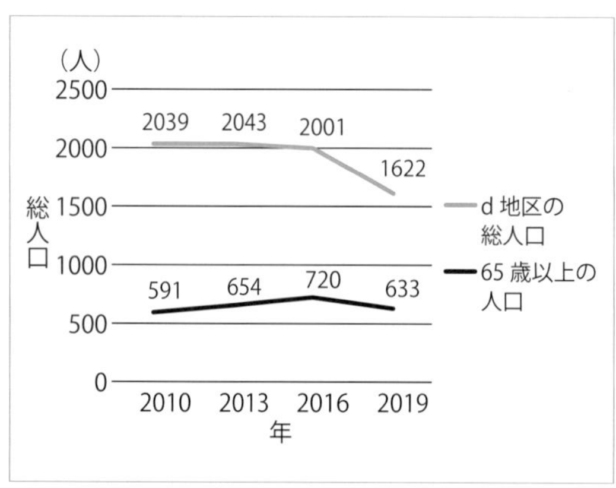

図2　d地区の総人口と65歳以上人口の推移

相談件数
25
20
15
10
5
0
a地区 b地区 c地区 d地区 e地区

図3　圏域内の新規認知症相談件数

3）そのほかの調査，インタビューなどから収集した情報

・センターへの相談に関する情報（件数・内容・相談者の属性・相談者の年齢）
・介護保険認定の新規申請相談に関する情報（介護度・申請理由）
・個別相談を通してセンターが把握した情報（相談者の体調・自身や家族の介護・友人/知人/近所の人びとの気になる情報・地域の情報など）
・教室などに参加している住民の声や意見（教室などの雰囲気・教室内での人間関係・教室参加者のなかで体調が気になる人の有無・地域全体への要望など）

4）収集したデータのアセスメント

◆ 地域の強み

・商店街や喫茶店など住民が交流する場が多い．
・多くの住民は子どものころからこの土地に住んでいるため，住民間の絆が強い．
・数名のボランティアが活動しており，民生委員が訪問できない場合に民生委員の活動をフォローしている．

◆ **地域の弱み**

・民生委員や訪問ボランティアのあいだで活動方針の検討で衝突することがある．そのため，一致団結して地域の活動に取り組むことが難しい場合がある．
・若い世代の人数が少なくかつ転入してくる世帯も少ないため，若い世代の今後の増加が見込めない．このことから，民生委員などの次の担い手が少ない．
・地域で活動しているボランティアがほとんど70歳以上と高齢である．また，ボランティア以外の活動もしており多忙である．

以上から，d地区は高齢者間のつながりが強かったり，商店街などを通じた地域全体と住民との交流も比較的活発であったりすることがわかります．一方，若い世代が少ないことやボランティアが日ごろの活動で多忙であること，高齢化が急速に進んでいることから，将来の地域の担い手を検討していく必要があります．まずは，地域の関係機関が話し合いを行うことで，住民全体が自身の地域に関心をもち，自分たちで課題について検討して解決できるようにセンターとして後方サポートを行うこととしました．

5）明確化された地域の課題

マンパワーが不足している地域での高齢者の見守り体制づくり

短期目標：地域の課題について話し合う場を地域内に設ける
長期目標：地域住民の支え合いの意識を高める

4　地域の課題解決のために立案した計画

事業名①	地区の課題共有を目的としたd地区においての初めての地域ケア会議
目的	地区の課題を共有し，検討する
日程	2018年10月，2018年12月にd地区で2回開催
参加者（機関）	d地区の医師会，薬剤師会，警察署，消防署，d地区の民生委員，d地区のボランティア，ケアマネジャー，介護サービス事業所，保健センター，社会福祉協議会

事業名②	民生委員児童委員協議会や地区ボランティアとの合同連絡会の開催
目的	高齢者の集い場の必要性について説明することで，地域住民と地域の課題を共有する
日程	2019年3月にd地区で1回開催
参加者（機関）	d地区の民生委員，d地区のボランティア

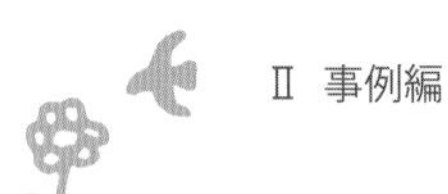

5 実際の活動内容

（1）地区の課題共有を目的としたd地区においての地域ケア会議

日程	2018年10月，2018年12月
参加者（機関）	d地区の医師会，薬剤師会，警察署，消防署，d地区の民生委員，d地区のボランティア，ケアマネジャー，介護サービス事業所，保健センター，社会福祉協議会
内容	初回時：地区の課題の検討と支援困難事例を用いたグループワークを行った． 2回目：d地区内でのサロンの立ち上げに向けての話し合いを行った．
結果	初回開催時には，参加者から「d地区の住民が気軽に集まれるサロンが必要」「商店街の空き店舗を活用することで，参加への敷居が低くなるのでは」「商店街の活性化にもつながることが期待できるかも」などの意見があった．2回目開催時には，参加者から「軽食を出すタイプの喫茶ではなく，紙コップとお茶だけ用意する程度の気軽なものでいいと思う」「お茶会だけではなく健康相談や介護保険サービスの紹介をすると参加者が増えるのでは」「チラシなどで人手を募集したら集まるかも」「公民館が最近ずっと開放されているので，そこを利用できるかもしれない」などの意見があった．これらのことから，今回の話し合いを通して，参加者は地区の状況をよく認識していること，集い場の立ち上げに向けて前向きに考えていることが明らかになった．今後は，集い場の立ち上げにつながるような具体的な話をd地区の住民と行っていくこととした．

（2）民生委員児童委員協議会や地区ボランティアとの合同連絡会の開催

日程	2019年3月にD地区で1回開催
参加者（機関）	d地区の民生委員，d地区のボランティア
内容	d地区の住民が地区の課題を共通認識する機会になった．
結果	話し合いからは，「d地区に隣接する地区に集い場はあるが，固定の住民が複数の集い場に参加している可能性がある．本当に参加してほしい高齢の人は参加できていない」「やはり高齢の人が気軽に参加できるためにd地区内に集い場をつくりたい」という意見があった．また，後日，話し合いに参加したメンバーの一人から趣味の会を一つ立ち上げたと連絡を受けた．この話し合いを通じて，住民の意識が向上し，自主グループの立ち上げにつながったと考えられる．今後は立ち上がったばかりの自主グループの運営の継続を後方サポートしていくこととした．

（3）茶話会の立ち上げ

日程	2019年7月18日にd地区内商店街の共有スペースで実施
参加者（機関）	d地区に居住する住民6名（すべて女性），保健センター保健師2名，d地区の民生委員1名

内容	・お茶やお菓子を用意して，気軽におしゃべりができる場を設定．料金は無料 ・熱中症の啓発 ・近隣の集い場や地域包括支援センターが行っているイベントの啓発 ・次回の開催案内
結果	商店街に買い物に来たついでにこの茶話会に立ち寄ったという人がほとんどだった．「本当に最近は暑いね～」「ここで（会を）いつやっているの？」「ちょっと休憩ができてよかったわ～」という参加者の会話があった．参加者は元々の顔見知りという人は少なかったが，参加者同士，参加者とセンター職員との話が活発に行われた．一方，開催場所は人通りが多い一室であるため，もっと目立たない場所で開催してほしいという意見もあった．

6　活動の評価

（1）プロセス評価

・地域ケア会議には，医師会，薬剤師会，警察署，d 地区の民生委員，d 地区のボランティアなど，フォーマル・インフォーマルな関係者が集まって d 地区の課題を検討できた．
・合同連絡会の開催では，d 地区の民生委員や d 地区のボランティアが集まることで，d 地区の高齢者が集まるための具体的な検討ができた．
・茶話会では，参加者は 6 名と多くはなかったものの，d 地区での集い場のニーズがあることが把握できた．
・会議を開催していくごとに，参加者からの意見が徐々に増えていき，d 地区の地区課題を考える意識が高まっていった．

（2）アウトプット評価

・10 の関係機関が参加した地域ケア会議を 2 回開催できた．
・民生委員児童委員協議会や地区ボランティアとの合同連絡会を 1 回開催できた．
・住民 6 名と民生委員・保健センター保健師で地区内で茶話会を実施した．

（3）アウトカム評価

・d 地区の地区課題の解決に協力的な関係者と茶話会など集い場の必要性を共有でき，住民自身も地域課題を自分たちでなんとかしないといけないと考え始めることができた．
・会議への複数回の参加を通して，センターと各関係機関や d 地区のボランティアとの絆が深まった．そのことで，地区で困っている住民に関する相談をそれらの関係者から従来に比べて連絡が入るようになった．
・地域ケア会議を行ったことで，センターとして各関係者からどのような支援が得られるか明確化できた．
・合同連絡会開催後に立ち上がった手芸の会をサポートしていくことは，センターと参加者の距離

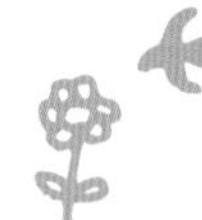

が近づいた（関係性が深まった）と思われた.

7 地域診断をしてみてよかったこと，変わったこと

◆ 地域と住民の変化

・「場所は福祉センターの近くのほうが高齢者にとってわかりやすくていいのでは？」，「100円くらいの料金設定にして気軽に参加できる場にしては？」，「自分たちもできることはしていきたい」など会議で前向きな意見が多く出るようになった.

・地域住民同士だけでなく，地域住民と関係機関の職員のあいだでも顔の見える関係ができた.

・従来は認知症や介護レベルが重症化してからの相談が多かったが，比較的早期の相談も増えた.

◆ センターの変化

・住民からのセンターへの相談件数が増え，住民への支援を他機関と協力して行うことができるようになった.

・センターだけがｄ地区にかかわるのではなく，地域の関係機関や住民自ら地域にかかわることが地域の課題を解決するためには必要であることがわかった.

・実際にｄ地区の住民に会って話す回数も増えたことで，多くの地域住民と顔の見える関係性が深まった．このことにより，住民から地域を改善するための意見や声が以前より入ってくるようになった

・地域のことは地域に聞くということの大切さを実感することができた．茶話会を開催するための会場や，地域のことをだれに相談したらいいかなど，地域の人しか知らないことが多くあることもわかった

・センター内だけで検討するより，さまざまな職種や関係者と話し合うことで，より多くのアイディアや協力体制が生まれ，可能性が広がることを強く実感できた.

8 この事例のポイント

この事例では，地域を支援する人材が不足している現状の打開策として民生委員や地域のボランティア，地域の医療機関などが自身の地域について考える機会をもつことで，既存のマンパワーを十二分に活用することができました．本事例のｄ地区では，当初はマンパワー不足が大きな問題点として存在しました．しかし，地域ケア会議や連絡会を行うことで，民生委員や地域ボランティアなどみんなが同じように高齢者の見守りという地域の課題を考えていたこと，自分たちで何とかしないといけないという共通の意識をもっていたことに気づくことができました．そのことで地域に対する気持ちが徐々に強くなり，みんなで地域に向き合うことができるようになりました．センターは，直接的な支援だけでなく，住民と住民，地域と住民をつなぎ，住民と地域がもともともっている自分たちの地域を守ったり，育てたりするという意識を引き出すようなかかわりをしていま

した．今回の事例では，高齢者の集いの場の立ち上げに至りましたが，今後はこの活動を地域住民とともに評価し，その成果を地域に返すこともセンターの役割として必要です．このように地域の活動を評価し，次の活動に反映させていくことで，住民や地域のもつ能力が育ち，そのことで地域全体が活性化されていくのだと思われます．

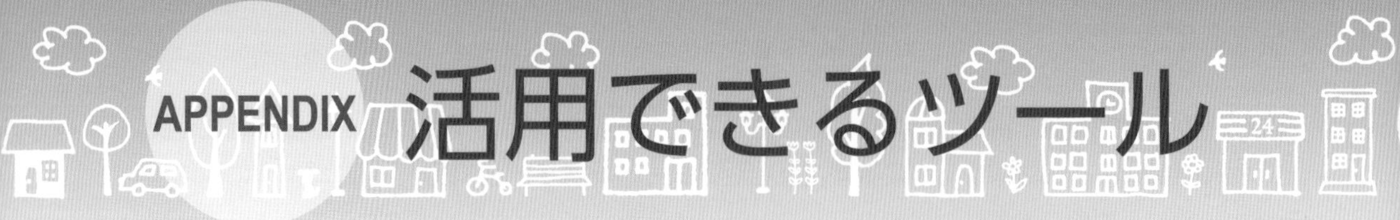

1… 神戸市における３年間の地域診断研修の実施と地域活動実践システムの開発

神戸市では，市介護保険課の主催で 2012 年度から３年間をかけて，「地域診断研修」を市内すべてのあんしんすこやかセンター（地域包括支援センター，以下センター）に実施しました．

研修内容は市保健師と神戸市看護大学と共同で検討し，研修１回ごとに微修正しながら決めていきました．あわせて市と大学の共同研究として，さまざまな角度から研修の評価を行い，その結果を次年度に活かしていきました．

３年間の研修が終わった後，研修を通じて見えてきた課題の解決，またセンターが地域診断を業務に組み込んで継続していけるようにするにはどうすればいいかについての検討を続け，業務で使用する様式と手順として，地域活動実践システムの開発に至りました．

ここでは，実際の研修内容とセンターの変化と市保健師のセンター支援，そして地域活動実践システムの開発プロセスについて紹介します．

１）地域診断研修の背景

神戸市のセンターは，委託方式により 75 カ所（現：76 カ所），おおむね中学校区に１カ所の割合で設置されています．保健師または地域活動経験のある看護師（以下，保健師等），社会福祉士，主任ケアマネジャーに加え，高齢者の見守りを強化するための見守り推進員（現：地域支え合い推進員）の４職種が活動を行っています．

センターでは，個別相談業務などが多忙であり，地域活動に目を向ける余裕がないこと，職員の頻繁な異動などにより地域と顔の見える関係性が築きにくく，地域の特性に応じた活動が十分ではないという課題がありました．地域住民とともに地域をよくしていくという“地域活動の楽しさ”を感じられないまま離職していく職員も多く，モチベーションの低下も見られていました[1, 2]．神戸市は全国政令指定都市においても高齢化率が高く（2018 年１月１日時点で第６位），2025 年には高齢化率が 30％を超えると予測されています[3]．このような背景から，地域包括ケアシステムの中心的な担い手であるセンター職員に対し，「あんしんすこやかセンターテーマ別研修」の位置づけで，地域活動支援を目的とした地域診断研修を行うことになりました．

２）地域診断研修の概要

地域診断研修の目標は，「地域診断の手法を学び，センター内にある情報・データを分析し，地域の課題を明確にすることができる（次年度のセンター事業目標（以下，事業目標とする）への反

表 3-1　地域診断研修の概要
目標：地域診断の手法を学び，センター内にある情報・データを分析し，地域の課題を明確にすることができる

回数	目　標	内　容
第１回（5 月）	情報収集の種類と方法がわかる！	研修オリエンテーション，目的，目標，スケジュール説明 講義：「地域診断について」「情報収集の種類と方法」 グループワーク：自己紹介，地域課題についての情報交換
↓	実践：コミュニティ・アズ・パートナーモデルに基づき，地域情報を収集する（地域情報シート作成）	
第２回（6 月）	アセスメント・情報の見せ方・分析の仕方がわかる！	前回の振り返り 講義：分析からアセスメント・健康課題の抽出方法について 演習：月報１（年間シート）の分析 グループワーク：実践内容（地域情報シート）について発表・意見交換
↓	実践：地域情報からのアセスメント，地域課題の抽出を行う（課題シート作成）	
第３回（8 月）	地域課題を根拠に基づき，説明できる！	前回の振り返り 講義：計画・目標設定の方法について グループワーク：実践内容（課題シート）について発表・意見交換
↓	実践：抽出した地域課題を解決するための，活動計画の立案・目標設定を行い，実際に活動する（計画評価シート作成）	
第４回（11 月）		現在までの地域診断および計画実践中間報告（発表者：各グループより２名ずつ），質疑応答 研修目標の再確認，次年度事業計画への反映について説明
	全市成果発表会（1 月） 研修に参加した一部のセンターが地域診断の取り組みを発表	

映を目指す)」としました．事業目標とは，年度当初にセンターが前年度の活動を振り返るとともに地域の現状および課題からその年度における重点目標を記載したものです．

研修では，各回のテーマを設定し，講義やグループワークを基本としながら，各回のあいだに地域診断の実践を取り入れました．グループ構成は，１グループ 5～6 人で保健師等，社会福祉士，主任ケアマネジャーの３職種混成とし，共通の地域特性や課題を共有できるように類似した地域性（農村部・都市部・ニュータウンなど）でグルーピングしました．

各回の研修の初めには，必ず全員で目標である「地域診断の手法を学び，センター内にある情報・データを分析し，地域の課題を明確にすることができる（事業目標への反映を目指す)」を確認しました．

地域診断の方法論には，コミュニティ・アズ・パートナー（CAP）モデル[4)]を用いました．研修では，講義にて地域診断のプロセスごとに各回で説明し，研修のあいだにはそれぞれのセンターで課題として実践活動を設定しました．第１回は地域診断と情報収集の方法についての講義を受け，次の研修までに実際のセンターで地域の情報収集を行い，第２回目までに情報収集とアセスメントを提出してもらいました．第２回目は分析からアセスメント，地域課題の抽出の講義を受

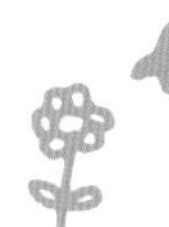

け，次の研修までにセンターでアセスメントと地域課題の抽出をしてもらいました．また第２回には，センター担当エリアの介護保険データの一部を行政より提供してもらい，センター内にある月報などのデータ分析の演習，第２回，３回では提出された課題のなかからよくできているアセスメントや情報の記載例を紹介するとともに解説するなどの工夫を行いました．センターの実践期間は，センターを管轄する各区の保健師が日頃のセンター支援のなかでフォローできる体制をとりました．

このように地域診断のステップを順に踏みながら，それぞれのセンターにおいて地域活動計画の立案と実践の中間報告までを７カ月かけて行いました．年度末には全市発表会を開催し，市内すべてのセンター，介護保険課，区保健師などが出席のもと，一部のセンターが地域診断の取り組みと研修成果を発表しました．

３）地域診断研修の成果

地域診断研修の評価は，研修ごとの前後アンケート，インタビュー調査などさまざまな角度から行いました．**表3-2**の９項目は，すべてのアンケートに共通した質問です．

表3-2　アンケートに共通した質問

①「地域診断」についてどの程度の知識があると感じていますか
② 担当しているエリアや地域について具体的に説明できますか
③ 地域をアセスメントする視点はどのくらいあると感じていますか
④ 地域の課題や問題，強みを見出すことができていますか
⑤ 地域の特性をもとに事業計画や展開方法について考えていますか
⑥ センター内で地域の特性や課題について話し合う機会をもっていますか
⑦ 住民と話し合う機会はどのくらいありますか
⑧ 地域に出向く回数はどのくらいありますか
⑨「地域診断」は，これからの活動や業務に役立つと思いますか

（1）研修の短期的効果

研修前後のアンケートにおいて，大きく向上したのは地域診断に関する知識（①）と，地域の理解（②），地域診断方法の習得（③～⑤）であり，統計的にも有意な結果でした．地域診断に関する職種間の差については，研修前は全体的に保健師・看護師がほかの職種よりも高めでしたが，研修後にはほとんどなくなっていました．その理由には，全職種で地域診断に取り組んでもらったこと，職員の職種にかかわらず地域診断がセンターの活動に必要であり，それが研修で実感できたことが大きいと考えられました．研修では職種を混ぜたグループワークがたいへん好評であり，３職種が一緒にディスカッションすることで多くの情報や知識の共有，情報交換ができたこと，それぞれが研修で学んだことを自分たちのセンター内でも職種を超えて共有できたことは，センターが同じ目標をもち，一丸となって取り組むための基盤となったと考えられます．

この研修でセンター職員が特に「理解できた」と感じていたことは，地域がよく見えるようになった，見るときの視点が増えた，というものでした．地域が見えていないと重要な情報であって

も意識されないため，積極的な情報収集につながりにくいのですが，研修で今まで収集していなかったデータ（質的データと量的データ，CAP モデルに沿った情報など）を意識的に収集できたこと，それら一つひとつを使って「説得力がある説明ができる」ことを研修で「実感」できたことが大きかったと考えます．「地域に出向く回数」「話し合う機会」（⑥～⑧）などはもともと 6～8 割が実施していたこともあり，変化はあまりなかったのですが，「地域に出向く回数は同じだが見る視点が違ってきた」「住民とは前からよく話をするが根拠をもって話ができるようになった」など，以前とは異なる経験が語られていました．このことは，センター活動が質的に変化したことを表し，今後の地域活動の向上につながる結果であると考えられます．

研修 2 年目以降の結果もほぼ同様ですが，特に 2 年目に受講したセンターは研修前から高い学習意欲をもっていました．その理由として，初年度の研修で全市発表会や各区発表会を実施し，研修を受講していないセンターと学びを共有したこと，研修の成果や受講者の肯定的な反応を見聞きしたことが考えられました．

センターそれぞれが自分たちの業務を行いながら，研修で事業展開や活動計画の立案を実際に行ったことは，介護予防プラン作成に追われ，業務量が過大で職員が定着しないといわれているセンターではとてもたいへんなことだったと考えられます．実際，研修で次回までの課題提示を求めた際，「たいへんだった」「時間がない」などの言葉も多く聞かれていました．

そのようななか，この研修が十分な成果を得られた要因を考えると，1 ステップずつ実践を組み込んだプログラムで，PDCA サイクルを回しながら実施できたことが非常に効果的だったと考えられました．地域診断のプロセスは「見る」こと，すなわち地域特性の把握から始まるため，提示された課題を進めていくことが，「見る」ことを実践する機会を増やし，その結果「見えた」と実感する機会が得られたことで，それらの活動が日頃のセンター業務にも十分活用できると認識できたこと，日頃の業務が地域診断の一環であり，日々扱う情報がすべてデータになることに気づくことができたことが要因と考えられます．このような実践を課すプログラムは，一見時間がかかり遠回りのようですが，実際の活動のなかで日頃の疑問や不消化感が解消されたり，新しいアイディアや計画に結びついて実践活動がおもしろくなったりと，仕事のモチベーションを向上させ，プラスの循環を引き起こし，確実な効果につながると考えられました．

（2）研修の長期的効果

2013 年，2014 年それぞれの研修に参加したセンターに研修前に行ったアンケート（57 センター分），2017 年の応用研修に参加したセンターに研修前に行ったアンケート（76 センター分）を用い，**表 3-2** の②～⑧までの 7 項目を比較しました．地域診断を学ぶ前と学んで 3～4 年後の比較です．

2017 年時点で地域診断を行っている職種についての問いに，「全職員（保健師等，社会福祉士，主任ケアマネジャー，地域支え合い推進員）」が最も多く，「センター職員が一丸となって取り組む」ことが浸透してきていることがわかりました．また，「単独の職員」の場合でも職種の偏りはありませんでした．

地域診断研修の実施前と比較して，「地域に出向く回数」「住民と話し合う機会」「担当地域について具体的に説明できる」「地域の課題や問題，強みを見出すことができる」「地域をアセスメントする視点がある」の5項目について統計的に有意な増加が認められました．

2017年の年度当初において，センターの目標を立案する前に何を行ったかの問いに，「地域診断を実施する」「地域課題を住民と共有する」「地域の目指すべき姿を住民と検討する」「住民に聞き取り調査をする」を行ったセンターがおよそ7割あり，多くのセンターが地域診断を行っていることがわかりました．また，この1年間で地域診断シートの更新を予定あるいは何らかの形で行っていると回答したセンターが72.4％あり，定期的に地域情報を見直し，地域診断に沿った地域活動が展開されていることが推察されました．

4）地域診断応用研修の実施

地域診断研修をすべてのセンターに行った後は，初任者研修として入職後1年程度の職員を対象にした研修にて，講義中心の地域診断の基礎的知識を学ぶ場を設けました．

研修以降の職員の退職などによる入れ替わりのため，集めた情報やデータのアセスメントや整理が十分にできていない現状への対応として，2016年に実践に即した「地域診断」を継続して学べる応用研修を市介護保険課と大学との共同で企画・実施しました．

応用研修の目的は，「センター職員が，『地域診断』を行うことができ，地域情報やデータから地域の強みや課題をアセスメントすること，『地域診断』から抽出された課題や目標を地域の活動に活かすことができる」と設定しました．グループワークで実際の地域情報シートから，不足情報の

表3-3　地域診断応用研修プログラム（2016年度）

目的：センター職員が，「地域診断」を行うことができ，地域情報やデータから地域の強みや課題をアセスメントすること，「地域診断」から抽出された課題や目標を地域の活動に活かすことができる	
グループワークの内容	ねらい
1. 事前課題の共有 2. 事例の選定 3. 実例の解説	必要な情報を追加・修正し，グループワークにより，他センターの実施状況がわかる
4. グループワークのなかで選んだ事例のアセスメントを考える 模造紙①：「課題」・「根拠データ」・「アセスメント」 模造紙②：「不足データ」・「よくできたところ」・「改善が必要なところ」	根拠となるデータやアセスメントの不足に気づく
5. 課題から目標につなげる ①実例の解説 ②アセスメントから課題を考える ③課題の優先順位を考え，1つ選ぶ ④課題から目標（長期目標・短期目標） （①〜④：模造紙③）	地域診断と事業目標のつながりを認識できる
6. 発表 模造紙①〜③を壁に貼り/机に置き，ワールドカフェ形式で発表および意見交換（6クール実施）	少人数，オープンな雰囲気のなか，集中した対話ができる．また多くの人たちと意見交換・共有ができる
7. 振り返りとまとめ	

確認，アセスメントなど改善点の検討，課題の抽出，目標設定についてディスカッションを行いました．グループワークのあいだに，実例を用いてよい例・改善例について解説し，最後にグループワークの成果をワールドカフェ形式にて発表しました．

研修後のアンケートでは，今後の業務への活用として「マップ，写真を用いた可視化」「現状とアセスメントの考え方」「情報のまとめ方」「統計の表し方」「調査やアンケートの活用」「データの収集方法と分析方法」など，学んだこととして「データの重要性」「住民主体の課題を考える必要性」「目的をもった調査」「経年比較の重要性」「根拠の大切さ」「予測を含めたアセスメントの必要性」などがあげられました．また，参加者の97.9％がこの研修が「非常に役に立った」または「役に立った」と回答しました．

5）地域活動実践システムの作成と精錬化

2014年度に行った調査研究[6)]にて，研修目標である「地域診断を事業目標へ反映できているか」の視点で，各センターから提出された地域診断結果を分析した結果，十分反映できていると判断できたセンターは約３割で，全体として十分とはいえない状況でした．事業目標そのものの認識がセンターや保健師により少しずつ違っていたため，まず事業目標の考え方について，全市的に共通認識を図ることが必要と考えました．

そこで，2015年度の調査研究[7)]を経て，センターが地域診断に基づいた地域活動を，PDCAサイクルを回しながら円滑に進めていくことができるよう検討した手順と様式をあわせた地域活動実践システム（以下，実践システム）を開発しました．このシステムの目的は「あんしんすこやかセンターがPDCAサイクルに基づいた地域活動の圏域内での実践を通じて，地域包括ケアを充実させること」です．開発した実践システムを2016，2017年度に一部のセンターにて試行実施し，そのプロセスと区保健師からの支援方法をモニタリングしながら，センターの負担をできるだけ軽くすることも含めて精錬化を進めました[8)]．（最終的に完成した新システムは，2018年より神戸市全センターで活用されています．98頁に掲載しました．）

6）市保健師のセンター支援

センターが地域診断，そして質のよい地域活動を行っていくには，後方に構える行政（市町村）保健師の存在が重要です．特に委託方式のセンターの場合，センター総括部門においては，フォローアップ研修や各センターでの取り組みが共有できる場の設定などの自治体からのスキルアップ支援を，健康づくり部門などとの連携を図りながら実施していくことが求められます．

今回の一連の研修とその評価においては，区保健師がセンターの業務負担や力量，経験を理解して，工夫しながら支援していることも明らかになりました．新システムは，センターの収集した地域情報や統計データからアセスメント，課題抽出，目標設定，計画立案，評価までの一連のプロセスを視覚化できる様式であり，行政保健師と地区の特性や強みを共有しやすく，より効果的・効率的なセンター支援が可能になります．神戸市においても，実践システムを介してセンターと区保健師のあいだで地域情報を共有することで，区保健師にとってもセンターの圏域や小地域の地域特性や地域活動がよく理解できるという結果が得られました．

行政保健師にとっても，直接的なサービスが減少している昨今の地域活動のなかで，実践システ

ムを介して地域を軸としたセンター業務の後方支援を行い，センターの地域診断をもとに総合的な地域診断による施策化やインフォーマルサービスの情報収集，行政関係者との調整へとつないでいくことが重要です．

加えて，実践システムでは地域情報データを積み重ねていけること，センターとして職員全員で取り組んでいるため，職員の入れ替わりがあっても継続して取り組んでいけることもメリットです．

7）今後のセンターにおける地域活動実践に向けて

現在，神戸市においては，地域診断がセンターの日々の業務に根付いています．例えば，地域ケア会議でセンターが行う地域の説明は，根拠に基づいた説得力のあるものであったり，地域課題について合意形成する際に住民にわかりやすく地域診断のデータを根拠資料として活用していたり，地域診断がセンター職員の会議のなかで話題になったりしています．これらは，長年にわたって行ってきた地域診断研修，区保健師の後方支援，そして新システムの導入の大きな成果と考えます．

地域診断に取り組み始めたころは，戸惑いや負担の増加といった声もずいぶん聞かれました．しかし，継続して取り組んだ結果，センターにおける地域診断の知識向上と方法論の習得が確認され，日々のセンター業務のなかに地域を見る目が醸成されてきたなど，かなりのセンターで地域診断が定着しました．地域診断に取り組むようになったことで，センターの地域活動の質は確実に向上しています．

実践システムの活用可能性については，地域情報やデータを積み重ねていけるため，職員が入れ替わっても引き継げる資料となっていること，PDCA サイクルを回しながら次年度の活動につなげていく仕組みになっており，毎年の変化が目に見えるようになること，住民との対話が増え距離が縮まることでセンター業務へのやりがいが高まる，といった副次的な効果も期待できます．

実践システムはまだまだ発展途上ですが，日々の業務のなかに組み込まれ活用していくことが成果につながっていきます．地域診断により，センター職員の地域を見る視点が広がり，地域診断に基づいた根拠ある実践活動が導き出されるようになれば，センターの本来の目的である「高齢者がいきいきと暮らせるまちづくり」に大きく貢献できると考えます．

引用文献

1）神戸市看護大学，神戸市介護保険課：平成 25 年度神戸市看護大学共同研究（一般）成果報告書　委託型地域包括支援センターに対する地域活動支援のあり方の検討．2014.

2）岡田　尚・他：委託型地域包括支援センターに対する地域活動支援‐神戸市における，地域活動が楽しくなる「地域診断研修」‐. 保健師ジャーナル，71(8)：704‐710，2015.

3）第 1 回高齢者住まい計画策定部会資料 2　神戸市における住まい等の現状.
http://www.city.kobe.lg.jp/information/project/urban/policy/sumaishingi/img4/23081802.pdf

4）エリザベス T. アンダーソン，ジュディス・マクファーレイン 著，金川克子，早川和生 監訳：コミュニティ アズ パートナー．第 2 版，医学書院，2007，p 148.

5）三菱総合研究所：平成 26 年度老人保健事業推進費等補助金　老人保健健康増進等事業 地域包括支援センターの機能評価指標に関する調査研究事業報告書．2015.

6）神戸市看護大学，神戸市介護保険課：平成 26 年度神戸市看護大学 COC 共同研究　委託型地域包括支援センターに対する「地域診断研修」の評価‐事業目標から見た研修評価と行政保健師の支援内容の検討‐. 2015.

7) 神戸市看護大学，神戸市介護保険課：平成 27 年度神戸市看護大学 COC 共同研究　地域診断を反映させた事業目標作成のための仕組みづくりの検討．2016
8) 神戸市看護大学，神戸市介護保険課：平成 28-29 年度神戸市看護大学 COC 共同研究　地域診断を反映させた地域活動実践システムの評価と精錬化．2018.

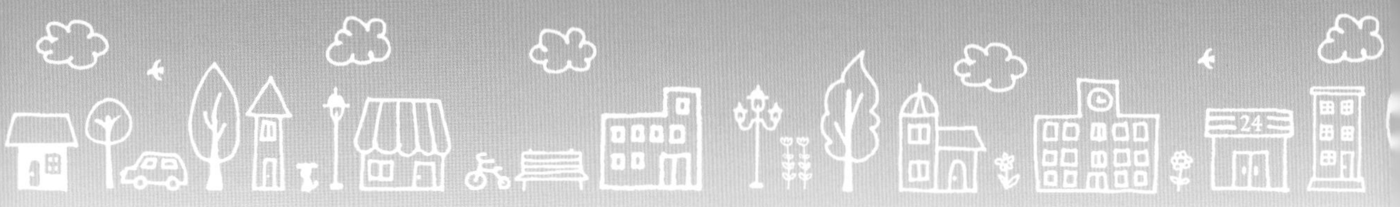

2… 地域包括支援センターにおける地域活動実践システム

○ 地域包括支援センターにおける「地域活動実践システム」は，地域診断を反映させた地域活動実践をより効果的に行っていくために開発したものです．地域包括支援センター（以下，センター）地域診断に基づいた地域活動を，PDCA サイクルを回しながら円滑に進めていくことができるよう，様式と手順を作成しました．

○ センターが作成する「地域活動計画」とは，「地域包括ケア充実のための地域活動支援計画」を指します．様式は「課題シート」と「計画評価シート」，そしてそのもとになる「地域情報シート」で構成されます．

○ このシステムの目的は，「センターが PDCA サイクルに基づいた地域活動の圏域内での実践を通じて，地域包括ケアを充実させること」です．地域診断をすることが目的ではなく，地域診断をベースにしてよりよい地域活動を行っていくためにこのシステムを活用してください．

○ 地域活動計画は毎年作成しますが，地域課題の抽出は 3 年間（標準的な介護保険計画の実施期間）で行います．

1) 初年度に現時点での情報から地域課題を抽出し，3 年間で達成できる長期目標を設定します．3 年間の長期目標は，3 年後に評価できる目標とし，地域特性に合わせた具体的な目標を検討します．
2) 初年度は抽出された課題のなかで，優先順位の高い課題を取りあげます．それらの課題に対し 1 年で達成したい短期目標を設定し，地域活動計画立案，実施，評価を行います．
3) 2 年目，3 年目は前年に達成できなかった課題，残った課題を検討します．必要であれば地域情報シートに戻って課題を見直します．2 年目，3 年目それぞれの年に取り組む課題に対し，1 年で達成したい短期目標を設定し，初年度と同様に地域活動計画を立案，実施，評価します．
4) 3 年目の終わりには長期目標の達成状況を評価し，次の 3 年間につなげていきます．

○ 地域活動実践システムで作成した地域活動計画は，当該自治体における高齢者の実態と支援活動の記録であり，今後の高齢者施策を検討するうえでの根拠資料になります．したがって，地域活動実践計画を立案，実行，また評価していく際には自治体のセンター担当課との連携が重要です．センターで地域活動実践システムを取り入れる際は，当該自治体と協議のうえ，どのように連携を進めていくか，また報告や提出などについて検討したうえで活用してください．

地域活動計画作成手順

1　地域情報シート

通年で使用

① 圏域内すべての地域における情報のデータベースとなる．よって毎年新しく作成するのではなく，データベースとして，年々新しい情報を追加，または変更し，すべての情報を蓄積していくようにする．地域情報シートの行政への提出は協議により適宜行う．データはセンターにて保管しておき，必要時に確認していくことが望ましい．

② 地域情報の記載については，どこの地区を指しているかわかるように記載していく．

③ 地域情報はコミュニティ・アズ・パートナーの地域のアセスメントの車輪，「地域で暮らす人びと」と８つの領域（物理的環境，教育，安全と交通，政治と行政，保健医療と社会サービス，コミュニケーション，経済・産業，レクリエーション）に沿って収集するとよい．

④ 現状：地域の情報について，客観的事実のみを記載する．データを加工した図表，地図およびその説明もここに記載する．

⑤ アセスメント：現状にあげた客観的事実について，地域の高齢者から見てどうなのか，また高齢者の状況はどう推測されるかなどについて，考えたことを記載する．

⑥ 地域情報シートは，適時追加修正を行い，年度末あるいは最低でも年１回はすべての情報を再度見直し，追加修正を行う．追加修正を行った年月日を記載しておく．

2　課題シート

計画立案前に使用：(3 年間同じシートを使用し，毎年追記・修正して使用する)

① 計画実行範囲の決定：地域情報シート全体を熟読し，計画の範囲を①圏域全体，②焦点を当てた小地域のうちのいずれにするか検討する．最初にどちらを取りあげたかを記載し，その理由を簡潔に記載する．

② 課題の検討：①で取りあげた範囲の地域情報から，地域高齢者の課題が何かを検討する．課題の検討は，その地域の高齢者の状況から問題と強みについて，複数のデータを統合させて総合的に検討する．そのなかから取り組むべきと考えたものを課題とし，課題欄に記載す

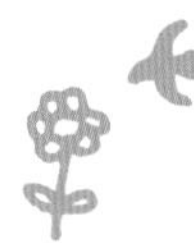

る．この時点では優先順位を考慮しなくてもよい．その課題に関連した現状とアセスメント内容について，地域情報シートより抜き出して右欄に簡潔に記載する．内容は，課題の根拠（必要性）がわかる程度とし，適宜，必要なデータを入れる．

③ 取り組む課題の検討：課題が出そろったら，これらを３年間でどのように取り組むかを検討する．優先的に取り組む課題を決めたら，課題の左欄に課題の実施（予定）年度を記載していく．

④ ２年目，３年目については，地域情報シートを適宜見直したうえで再度熟読し，取り組むべき課題に変更がないか検討する．地域情報に追記修正があれば，右欄にその内容を地域情報シートから抜き出して追記し，課題に変更があれば修正する．２年目，３年目と色を変えるなどして記載し，年ごとの経過がわかるように記載する．修正前の記載は消去せず，修正の経緯がわかるようにしておく．終了した課題には，課題名の前に【○○年度終了】，継続課題は【○○年度継続】と記載する．

3　計画評価シート

計画立案時（年度初め）と計画実行～年度末に使用

（１）活動計画の作成

① 取り組む課題の転記：課題シートで取りあげた課題のなかで，今年度取り組む課題を転記する．

② 目標の設定：長期目標を設定する．長期目標とは，３年間で評価可能な目標とし，地域特性に合わせて具体的に設定し，主語は高齢者もしくは地域とする．

③ 短期目標（今年度の目標）：短期目標は今年度中に評価可能な目標とし，具体的に設定する．目標の主語は高齢者もしくは地域とし，高齢者もしくは地域が目指すべき姿を目標として，文章化する目標の数は１年間に達成できる数（1～3 つ程度）とする．

④ 実施計画：実施計画は実施できるレベルで，具体的なものを考える．実施時期，場所，対象者，実施方法，手順，スタッフなどについて記載する．番号をつけ，具体的に，簡潔に記載する．また，目標が達成できたかどうかをどう評価するか考えておく．

（２）計画実行～年度末まで

① 実施結果：計画ごとに実施した内容と結果を簡潔に記載する．参加者の反応などの記録も記載してよいが，ここでは客観的事実のみを簡潔に記載する．計画の変更があった場合は，変更の理由と変更後の計画を記載し，実際の実施に基づいた内容を記載する．

② 評価：計画の実施後，速やかに評価を行う．評価は計画ごとに行い，実施結果をどう判断したのか，計画のプロセスは適切だったか（プロセス評価），活動の量的評価（アウトプット評価），目標の達成状況，不足していることなどについて振り返りを行う．参加者や地域の

変化などについて評価（アウトカム評価）する．

③ 中間評価：中間評価の時期をあらかじめ決めておき，その時点までに実施できたことを記載する．振り返りを行い，計画について微修正があれば行う．その結果は評価欄に記載する．

④ 年度末評価：年度末に今年度のすべての計画について，実施結果と評価を記載し，今年度の短期目標の達成状況を評価する．その結果は，評価欄に記載する．

⑤ 長期目標の達成状況：年度末には，短期目標の達成状況から，長期目標の達成度を評価し，次年度の方向性について検討する．長期目標の達成状況によっては，地域情報シート，課題シートを見直し，課題を再検討する．再検討した課題は，課題シートを修正し，次年度の地域活動計画に反映させる．

⑥ 最終年度の評価：3 年間の最後の年には，3 年分の地域活動実践を振り返り，長期目標の達成について総合的に評価する．次の 3 年間の取り組みについて検討する．

<地域包括支援センター地域活動計画>地域情報シート（現状とアセスメント）

センター名（　　　　　　　）地域包括支援センター

現　　状	アセスメント

＜地域包括支援センター地域活動計画＞課題シート（課題と根拠）

センター名（　　　　　　　）地域包括支援センター

課題の実施年度	課題	問題または強みと考えた根拠

[使用方法]　①1年に1回見直しを行う，②この用紙は3年間使用する．③1年目は黒字で作成し，2年目，3年目は色を変えるなどして追加修正をこの用紙に記載する．

＜地域包括支援センター地域活動計画＞計画評価シート（目標・実施・評価）

センター名（　　　　　　）地域包括支援センター

課題
課題 ・ ・

目標（今年度）	実施計画	実施結果	評価	備考
（　　）年目における長期目標の達成状況				

地区視診のガイドライン　記入シート

年　　月　　日（　）　AM・PM　　時　　分～　　時　　分　　天気（　　　）

（　　　　　　）地区　　移動手段（　　　　　）　　　記載者（　　　　　）

項目	地区の様子
家屋と街並み （集落・家々の状況）	
広場や空き地の様子 （公園・田畑も含む）	
境界 （自然的・地理的・感覚的境界）	
集う人びとと場所 （場所・時間・集団の種類と印象）	
交通事情と公共交通機関 （車・道路・バス・鉄道の状況）	
社会サービス機関 （種類・目的・利用状況・利用者）	
医療施設 （種類・診療科・規模・立地場所）	
店・露店 （種類・場所・利用状況・利用者）	
街を歩く人びとと動物 （外見や人びとから受ける印象）	
地区の活気と住民自治 （自治会・掲示板・チラシ・ゴミ）	
地域性と郷土色 （産業・特産物・観光名所・祭り）	
信仰と宗教 （寺社・墓地・宗教関連施設）	
人びとの健康状況を表すもの （疾患・災害・事故・環境的リスク）	
政治に関するもの （政治への関心・議員）	
メディアと出版物 （新聞・タウン誌・ケーブルテレビ）	

索　引

あ行

か～さ行

た行

は～や行

欧文

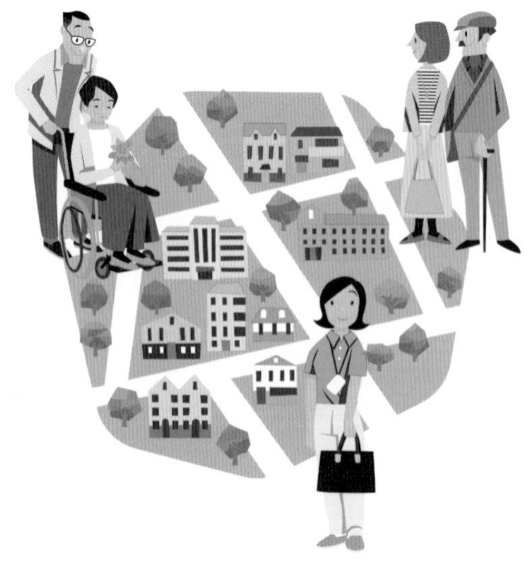

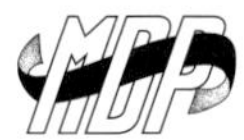

地域特性がみえてくる地域診断
地域包括支援センターの活動充実を目指して　ISBN978-4-263-23741-0

2020年 8 月 10 日　第 1 版第 1 刷発行
2023年 10 月 10 日　第 1 版第 3 刷発行

編著者　都　筑　千　景

発行者　白　石　泰　夫

発行所　**医歯薬出版株式会社**

〒113-8612　東京都文京区本駒込 1-7-10
TEL.（03）5395-7618（編集）・7616（販売）
FAX.（03）5395-7609（編集）・8563（販売）
https://www.ishiyaku.co.jp/
郵便振替番号 00190-5-13816

乱丁，落丁の際はお取り替えいたします　　印刷・あづま堂印刷／製本・皆川製本所